ADHDの
子どもたち

岩坂英巳 編著

信貴山病院ハートランドしぎさん
子どもと大人の発達センターセンター長

子どもの
こころの
発達を知る
シリーズ

04

合同出版

シリーズ「子どものこころの発達を知るシリーズ」は、まずは親、教師、地域の保健福祉の担当者、そしてプライマリケアを担う小児科医をはじめとする子どもの心の健康を身近で支え、子どもの心の諸問題に最初に関わることになる大人たちに、精神疾患やその関連領域の問題に関するバランスのよい情報を提供する目的で企画されました。

本シリーズは、疾患や問題の概念を現在世に流れているような誤解や偏見から解き放ち、正しく中立的な概念をわかりやすく提供し、定義、診断、治療・支援、予後など、それらの全体像を知ってもらう手助けとなることを目指します。

とりわけ身近な大人たちが、自分に何ができるか、何をなすべきかについて考え始めるきっかけとなるようなシリーズになったら素晴らしいと思っています。

シリーズ監修者　齊藤万比古

はじめに

「ＡＤＨＤ（注意欠如多動性障害）」ときくと、どのようなイメージをもつでしょうか。多動でいつもごそごそしている、不注意で物をなくしてしまう、身勝手な行動ばかりするなど、多くの人がマイナスのイメージをもつのではないでしょうか。しかし、実際にＡＤＨＤのある人とかかわったことのある人からは、エネルギッシュである、ツボにはまると抜群の集中力を発揮する、とても優しく相手を気遣うなどの魅力的なようすが語られることもまれではありません。

　ＡＤＨＤのある人の行動特性は、必ずしも社会的なハンディキャップである「障害」に結びつくものではありません。ＡＤＨＤの日本語訳で「障害」と訳されているのは、Disorder ですから、機能がうまく整っていない状態であり、「〇〇症」と本来訳されるものです（実際にＤＳＭ－５改訂にあわせての日本語訳では「注意欠如多動症（障害）」となる見通しです）。

　しかし、本人の脳の特徴として幼児期から見られる多動性、不注意、衝動性による行動は、集団生活の場（家庭や学校・園など）にて、その年齢としてふさわしくないものとして、叱責や非難の対象となりがちです。できることとできないことのムラ、できるときとできないときのムラが大きいため、「わざとやらない」「努力が足りない」とまわりから勘違いされてしまうのです。このような「障害部分の見えづらさ」は、本人と最も近い親でさえ、理解しづらいことがよくあります。また、時間や物の管理が苦手であるため、時間に追われがちで、物に頼りがちの現代人（子どももふくみます）にとって、より不適応が起こりやすい側面があると思われます。

ＡＤＨＤの経過には、環境要因、すなわち周囲の理解と働きかけが大きく影響してきます。本人要因としては、元々の多動性などの行動特徴だけでなく、二次障害としての「自分に自信がもてない、自分を大切に思えない」というマイナスの感情も経過に悪影響を与えてしまいます。反面、ＡＤＨＤをもちながら、社会で活躍したり、日々楽しく、ハッピーに生活している人も少なくありません。

では、ＡＤＨＤのある本人、そしてその家族が日々心地よく過ごしていくためには、私たちはどうすればよいのでしょうか。

本書では、まず最新の医学的知見を基として、特別支援教育や発達障害者支援などの社会的動向も踏まえたうえで、ＡＤＨＤのある人をいかに理解するかについて考えていきます。次に、その理解を前提に、専門家としてだけでなく、周囲の応援団として、一人ひとり異なる輝きをもつ彼らへのかかわりをどうしていくかについて、実戦経験豊富な著者たちから、具体的に提案していきたいと思います。

本書を通じて、ひとりでも多くのＡＤＨＤのある人への応援団が増えること、そして原石のような輝きをいっそう光らせていくＡＤＨＤの人と家族の笑顔が増えていくことを願っています。

２０１４年5月　編者　岩坂英巳

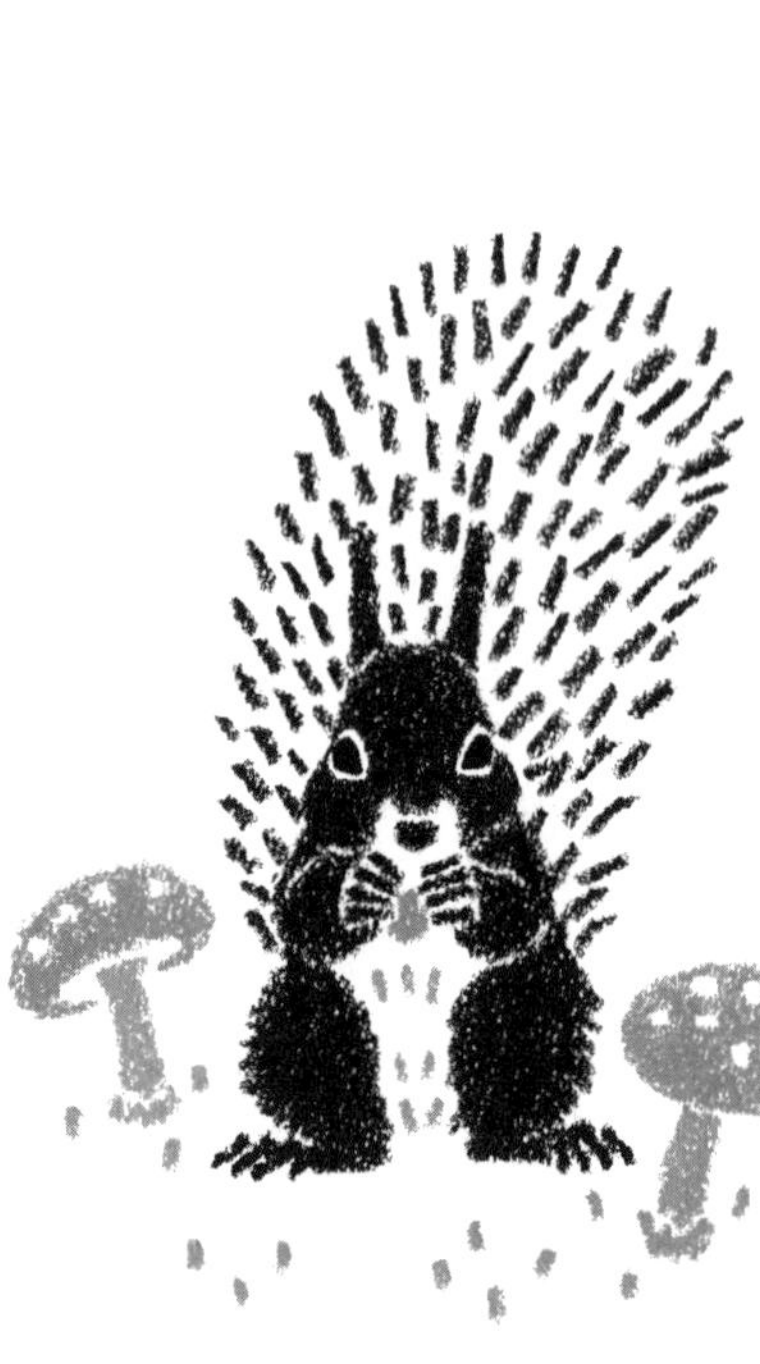

第3章 ADHDの治療・支援

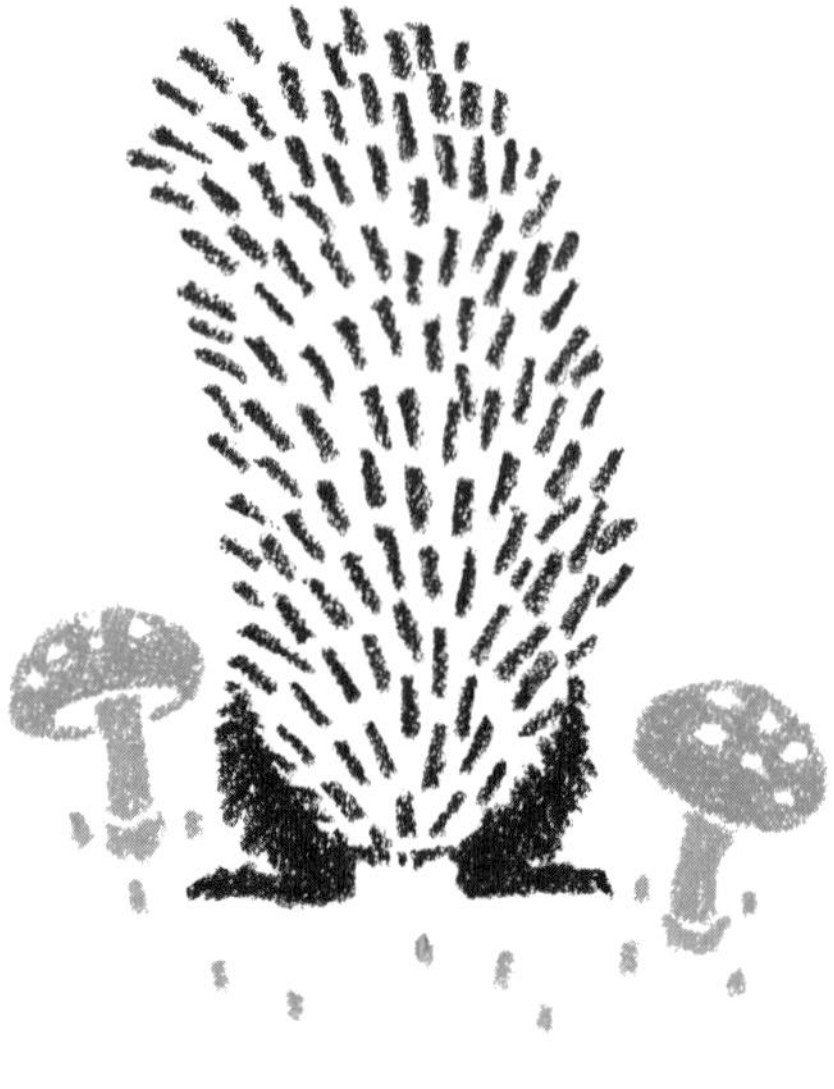

第1章

ADHDとは

1 ＡＤＨＤの概念と歴史

ＡＤＨＤ（注意欠如多動症）は、不注意、多動、衝動性を主症状とする発達障害のひとつです。診断がついて、病院で治療を受けている子どももいれば、学校で特別支援教育の対象になっている子どももいます。しかし、子どもは本来、注意深さが足りなかったり、落ち着きなくあわてんぼうであったり、自分勝手な行動をするものです。

ＡＤＨＤのある子どもの父親から「自分も子どもの頃は落ち着きがなかった。どうしてわざわざ診断をつけるのか」と聞かれたりすることもあれば、医療関係者同士の雑談で「自称ＡＤＨＤ」という大人と出会うことも少なくありません。では、医療者側が過剰診断*しているのでしょうか。

ＡＤＨＤという概念は比較的新しいものです。ドイツの医師ハインリッヒ・ホフマンが作った絵本のなかで、食卓におとなしく座っていられない「そわそわフィリップのおはなし」として紹介されたのは１８４０年代のことです。論文としては、１９０２年に英国のスティルが「反抗的で落ち着きのない行動」に注

＊**過剰診断**：実際にはＡＤＨＤでない人まで診断してしまうこと。

目して報告しています。その後、脳損傷や脳炎後遺症が注目された時代を経て、１９３７年にはブラッドリーがこのような子どもたちの多動に中枢刺激薬が有効であるとの報告をしています。すなわち、治療的な試みが行われるようになったのです。

そして、大きな転換期は１９６２年に原因論であった「微細脳損傷（ＭＢＤ：Minimal Brain Damage)」から機能の問題である「微細脳機能障害（ＭＢＤ：Minimal Brain Dysfunction)」として、行動面の特徴に臨床的な注目がうつるようになったことでしょう。米国精神医学会による国際診断基準ＤＳＭ－Ⅱ（１９６８）にて「多動症候群」、そして、ＤＳＭ－Ⅲ（１９８０）では不注意も注目されるようになって「ＡＤＤ（注意欠陥障害）」という現在と似た診断名が採用されるようになりましたが、これらも行動に注目した診断のつけ方です。２０１３年になってＤＳＭ－５が発表されましたが、成人まで続く障害であることがより意識された診断基準となっています。

国内においては、１９７０年代後半からＭＢＤ、多動症候群に取り組む医師がいて、ＭＢＤについての専門書（星野、１９９２）[1]もありましたが、少数派にとどまっていました。１９９０年代後半から主にマスメディアの影響で「落ち着きのない子どもたち」としてＡＤＨＤに注目が集まり出しました。しかし、当時国内ではＡＤＨＤの診断と治療のあり方が統一されておらず、診断治療機関も限られていたため、初診の予約が半年以上先になるという事態になってしまいました。

厚生労働省研究班（上林靖子班長）では１９９９年から「ＡＤＨＤ診断治療ガイドライン作成とその実証的研究」として国内の複数の医師らによる実証的研究を続け、その成果として２００３年に「ＡＤＨＤの診断・治療ガイドライン」[2]を出版し、これが国内のＡＤＨＤ診断治療指針の大きな柱となっています（その後も医療の進歩に合わせて改訂を重ねています）。

一方、医療だけでなく、教育や保健福祉の面でもＡＤＨＤへの取り組みが行われるようになってきています。教育においては、２００２年の「通常の学級に在籍する特別な教育的支援を必要とする児童生徒に関する全国調査（文部科学省）」にて支援が必要な子どもが６・３％いる可能性が報告されました。これは教員の観察によるチェックリストを用いた調査ですので、「診断」とはまったく別の次元の「教師から見てニーズのある子ども」ということになりますが、そのなかで知的障害がないにもかかわらず「不注意、多動」の目立つ子どもが小中学校で２・５％存在（２０１２年の同様調査では３・１％）することが示唆されました。

これらの現場のニーズをもとにモデル事業などを経て、２００７年から全国的に特別支援教育が始まりました。この特別支援教育では、それまでの「場（障害

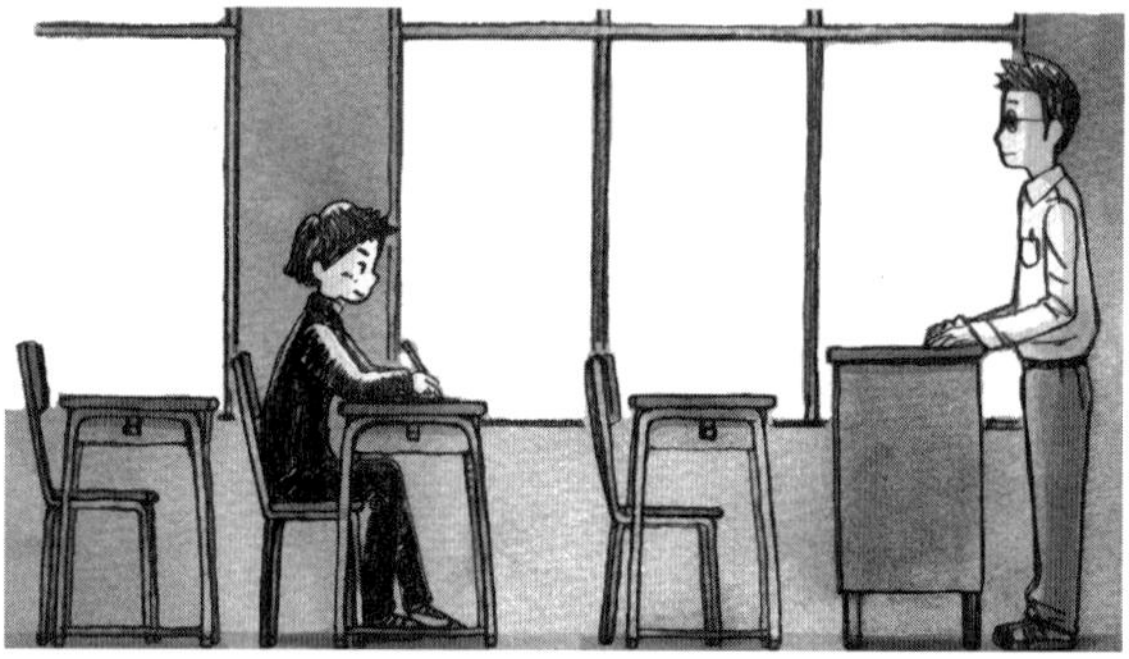

児学級など）」ではなく、「個」に応じた支援をさまざまな場で行うことになっています。すなわち、小中学校の通常の学級にいる子ども、あるいは幼稚園や高校にいる子どもも、支援の対象となってくるのです。

さらに重要なこととして、２０１１年度入試から大学センター試験において発達障害も「受験特別措置」の対象となりました。手続きのハードルがやや高いこともあって、まだ件数は少ないのですが、気が散りやすいＡＤＨＤのある子どもが別室受験などの配慮によって、入試で実力を発揮しやすくなるというのは朗報です。入試で配慮が受けられるということにより、ＡＤＨＤについてはこれまでの「行動面のコントロール、社会性の向上」などに加えて、「学習支援」も中学、そして高校でも支援の際の中心的な課題となってきています。

また、２００５年には発達障害者支援法が施行され＊、この法律のなかで「発達障害とは、自閉症、アスペルガー症候群、ＬＤ（学習障害）＊、ＡＤＨＤなど、通常低年齢で発現する脳機能の障害」とし、発達障害が定義されました。この法律によって厚生労働省関連の施策として、幼児期から就労、自立にいたるまでＡＤＨＤなど発達障害へのライフサイクルに応じた支援が行われるようになったのです。

具体的には、保健センターや発達相談センターなどで発達障害を意識した就学前の健診や相談の体制整備が徐々に進んできています。全国都道府県に発達障害

＊２０１６年６月に改正され、「教育・就労での支援の充実、関係機関の切れ目のない連携」が重視されている。

＊**ＬＤ（学習障害）**：全般的な知的発達に遅れはないが、「聞く」「話す」「読む」「書く」能力を身につけることが難しい状態を示す。

者支援センターが設置されましたが、こちらでは就労に向けての相談が急増しているところが多くなってきています。

さらに、成人ＡＤＨＤ治療薬アトモキセチンが２０１１年夏に認可されたこと（２０１３年冬には徐放性メチルフェニデートも成人ＡＤＨＤに認可されました）、前述のＤＳＭ－５の改訂に見られるように、成人ＡＤＨＤが診断と治療の対象として明確となったことなどから、成人になって医療機関を受診するＡＤＨＤの人が急増しています。

以上のように、医療だけでなく、教育や保健、福祉、そして労働の分野でもＡＤＨＤが認知されるようになってきています。「昔からこういう子どもはいた」ということも事実ですが、だからそのままようすを見るだけでよいというのではなく、周囲がその子なりの苦手なところをしっかりと理解して、必要なサポートをライフサイクルに応じて行っていくことが求められているのです。

2 ＡＤＨＤの生物学的知見

ＡＤＨＤの子どもたちは同年代の子どもたちに比べ、不注意が強く、多動で、衝動的に見えます。周囲の大人たちから見れば、「親のしつけ」が十分になされていないと思われることも少なくないようです。また子どもたち自身が「わざと」、「ふざけて」問題のある行動をしていると思われることもあります。しかし最近のさまざまな研究からADHDの子どもたちには脳のいくつかの領域の機能（働き）に問題があったり、偏りがあるためにそのような行動をとってしまうことがわかってきました。

まずは、筆者たちがADHDの子どもたちに協力してもらって行った近赤外線スペクトロスコピー（NIRS）の研究をご紹介しましょう。NIRSは、身体にまったく無害な近赤外線の散乱光を用い、酸素と結合したヘモグロビン濃度を測定することで、主に大脳皮質における脳血流量の変化を知ることができる技術です。検査に参加してもらう子どもは光ファイバーを装着した軽いキャップをかぶるだけでよいので、身体を拘束することが少なく、自然な状態で測定することができます。

筆者たち[3]はNIRSを用い、ADHDの子どもたち20人のグループ（平均年齢9歳くらい）と、ほぼ同年齢のADHDがない定型発達の子どもたち20人のグループにおいて、Stroop課題を用い、NIRSを測定しました。下の課題1（図1-1）は黒色のインクで「あか」や「みどり」や「あお」がランダムに100個

書かれた文字		答え（書かれている文字）
『あか』（黒のインクで記載）	⇒	あか
『みどり』（黒のインクで記載）	⇒	みどり
『あお』（黒のインクで記載）	⇒	あお

図 1-1
課題 1

書かれていて、それをなるべく早く読んでもらうように指示します。

課題2（図1-2）は「あか」や「みどり」や「あお」の文字が赤色、緑色、青色のインクの色で100個書かれていて、それらインクの色は文字の記載とは一致していません（例：緑色のインクで「あか」と書かれている）。このような条件のもと、文字を読むのではなく、インクの色をなるべく早く答えてもらいます。

課題1と課題2を交互に45秒ずつ、それぞれ3回ずつ子どもたちにやってもらいました。2つのグループには年齢や性別、知能指数（IQ）に統計学的な違いはありませんでした。

課題1に比べ課題2をしてもらっているときに、定型発達の子どものグループは前頭前野（前頭葉の前部）の下部で血流が増えていました。しかしADHDの子どもたちのグループは定型発達のグループほどは血流増加がありませんでした。課題2は「例」でいえば「あか」と答えそうになるのを我慢して、「みどり」と答えなければなりません。このとき、定型発達の子どものグループは衝動性をコントロールすると考えられている前頭前野の下部の辺りがよく働いているのに、ADHDの子どもたちのグループはそのような機能が弱かったのです。

いま述べた筆者たちの研究以外にも、ADHDにおいて、脳のさまざまな領域の機能不全を指摘した研究もありますし、脳のある領域の体積の問題を指摘した

書かれた文字		答え（インクの色）
『あか』 （緑色のインクで記載）	⇒	みどり
『みどり』 （赤色のインクで記載）	⇒	あか

図 1-2
課題 2

研究もあります。それら多くの研究からはＡＤＨＤの子どもたちが抱える不注意や多動や衝動性が脳の機能不全から生じている可能性が高いことがわかります。つまりそれらの問題行動が「わざと」や「ふざけ」から生じているのではないということです。もちろん親のしつけや愛情不足から生じているのでもありません。もう少し詳しく説明しましょう。

1）遺伝学的な要因

アメリカの代表的な精神医学の教科書であるカプランのテキスト[4]には、双生児研究によるＡＤＨＤの一致率（片方の子どもがＡＤＨＤであるときにもうひとりの子どもがＡＤＨＤである割合）は二卵性双生児より一卵性双生児に高く、またＡＤＨＤの兄弟（姉妹）をもつと、ＡＤＨＤになる割合が一般人口の2倍になると記載されています。さらに養子研究などから、ＡＤＨＤの生物学的な親（いわゆる生みの親）はＡＤＨＤの養父母（いわゆる育ての親）に比べ、ＡＤＨＤである割合が高いことがわかっています。これらはいずれもＡＤＨＤの発症に遺伝の影響が関与していることを示唆するものです。

しかしＡＤＨＤは遺伝病ではありません。親がＡＤＨＤであれば、そうでない場合に比べ、その子どもがＡＤＨＤにややなりやすいようですが、それでもその子どもはＡＤＨＤではないことのほうが多いのです。また子どもがＡＤＨＤだからといってその親がＡＤＨＤだとは限りません。これは非常に重要な点です。

２）脳の機能から見た要因

ｆＭＲＩ（functional Magnetic Resonance Imaging）＊という技法を用いると脳の機能を見ることができるようになったので、ＡＤＨＤについてもこの方法を用いての研究が進んでいます。大人を対象にして多くの研究が出ており、研究ごとに指摘されている機能不全の領域はさまざまですが、ＡＤＨＤには主に３つの領域の機能不全があることがわかってきました。１つ目は前頭前野を中心とした実行機能の障害、２つ目は側坐核という領域を中心とした報酬系＊の障害、３つ目は小脳や側頭葉を中心としたタイミングをとるなどの時間処理機能の障害です。

これはＡＤＨＤの子どもたちに対して９つの神経心理学的課題を用いて、ソヌーガー・バークら[5]が指摘した３つの障害と同じです。彼らの研究によるとＡＤＨＤの子どもに、これら３つの機能障害が必ずあるというわけではなく、１つまたは２つの子どもも多いようです。つまりＡＤＨＤの子どもであっても脳の機能障害にはさまざまなタイプがあると考えられます。そのように考えると子どもによって困っていることもさまざまであると想像できます。

＊**ｆＭＲＩ**：外部からの刺激や課題を行うことによって活動した脳のようすを、画像化する方法。

＊**報酬系**：欲求が満たされたときに脳内で活性化し、心地よい・うれしいなどの「快」の感覚を与える脳内の神経のネットワークのこと。欲求には食欲などから、他人からほめられるなどの幅広いものを含む。

3）神経伝達物質という視点からの要因

脳の神経細胞と神経細胞の間（シナプス）では神経伝達物質という化学的な物質が情報を伝える役目をしています。神経伝達物質にはさまざまな物質が知られており、ＡＤＨＤにはそれらのなかでもドーパミンとノルアドレナリンが関与していると考えられています。

これはＡＤＨＤの治療薬が主にこれら２つの神経伝達物質に作用することから推測されたものですが、ドーパミンに関してはＰＥＴ（Positron Emission Tomography）*という技法を用いてＡＤＨＤのドーパミンの異常を報告している研究もいくつかありますし、またドーパミンに関係する遺伝子の変異（通常とは違うタイプ）やノルアドレナリンに関係する遺伝子の変異がいくつか見つかっています。ドーパミンとノルアドレナリンはどちらもヒトが注意を必要とする作業を行うときに、前頭前野で大切な働きをしていると考えられていますから、納得のいきやすい考え方だと思います。

多くの研究から、ＡＤＨＤは生物学的な基盤や遺伝要因と複雑な病因をもちあわせた脳の機能不全であるといえそうです。またこの機能不全がＡＤＨＤの症状

＊**ＰＥＴ**：身体の機能を観察することができる検査法の1つ。

をおこすと考えられます。つまりＡＤＨＤになりやすさとでもいうべき基盤をもって生まれてきたとも考えられます。そう考えると親のしつけや親の愛情不足など環境要因でＡＤＨＤになるという考え方は一般的には受け入れられません。また問題行動について、子ども本人が「わざと」している、また「ふざけて」しているという考え方も受け入れられません。

さらにさまざまな研究結果から、これらの機能不全は思春期以降〜成人になっても完全に消失しないということもわかってきました。そう考えると生物学的にもＡＤＨＤを完全に治すという治療目標は当てはまらず、本人が周囲に適応していくこと、また周囲が本人の特性を理解して配慮のある対応をすることが大切であるということがわかります。

3　ＡＤＨＤの経過

ＡＤＨＤのある子どもの経過、すなわち成長の道のりはさまざまです。海外の調査では、ビーダーマン[6]（１９９６）が、ＡＤＨＤ男児１２８名を４年以上追跡調査し、18〜20歳時点でＤＳＭ－Ⅲ－Ｒの診断基準を満たさないレベルとなった

＊**縦断的研究**：同一被験者（群）を長期にわたって継続的に観察・測定することで変化・発達の原因を探るもの。長所は、複雑で個別的・経年的な発達経過、環境の影響や歴史的条件などを明らかにできることにある。

「診断的寛解《かんかい》」が60%、なんらかの症状が残っている「症状的寛解」が30%でしたが、生活機能全般で支援が必要でない程度である「機能的寛解」レベルに達していたのは10%にすぎないことを報告しています。さまざまな報告から、子どもの頃にADHDの診断がついた人のうち、30〜70%は大人まで「なんらかの症状」や困難をもち続けているといわれています。

ここでいう「なんらかの症状」とは、中核症状である不注意、多動、衝動性などを指します。個人差はもちろんあるのですが、成人になると多動や衝動性は脳自体が「制御する力」がついてくることと社会的な経験から、逸脱した行動にまでは至りにくくなるケースが多いのです。一方、不注意については症状が続きやすく、あわせて生活のなかで要求される水準が高くなることから、「仕事が計画的にできない」「片づけられない」ということがむしろ目立ってくる場合も少なくありません。

しかし、何よりも本人の経過に影響を与えるのは、いわゆる二次障害です。米国の成人期ADHDの併存障害調査[7]では、PTSDなど不安障害圏が40%以上、うつ病など気分障害圏が30%以上という報告も見られています。国内の調査では厚生労働省研究班の齊藤ら[8]の併存障害に関する縦断的研究*において、学習障害*や反抗挑戦性障害*、素行障害*、そして不安障害*などの併存が見られることが報告さ

＊**学習障害**：基本的には全般的な知的発達に遅れはないが、聞く、話す、読む、書く、計算するまたは推論する能力のうち特定のものの習得と使用に著しい困難を示すさまざまな状態を示すもの。

＊**反抗挑戦性障害**：児童期から見られ、同年代の子の行動範囲の限度を明らかに超える行動がある。周囲に対して挑戦・挑発的でかつ反抗的な態度・行動を取り、自分にとって有益なことであっても反対したりする。加齢に伴って素行障害に発展する場合がある。

＊**素行障害**：くりかえし続く反社会的、攻撃的あるいは反抗的な行動パターンを特徴とし、年齢相応に社会から期待されるものを大きく逸脱している行動が特徴的。診断の基準となる行動は、過度のけんか、放火、盗み、くりかえしの嘘、学校のずる休みと家出、所有物へのひどい破壊行為、反発的で挑発的な行動、持続的な激しい反抗などで、これらの行動が6カ月以上持続しているときに診断される。

＊**不安障害**：精神疾患のなかで、不安を主症状とする疾患群をまとめた名称。その中には、パニック障害、原因がトラウマ体験によるもの、身体の病気や物質によるものなど、さまざまなものがふくまれている。

れています。

また、ＡＤＨＤというと素行上の問題と結びつけられやすい面があり、実際いくつかの報告で非行や薬物依存などのリスクもあげられていますが、大切なことはこれらの逸脱行為に関しては「未診断のケースで多い」ということです。

バークレーの研究では、米国では薬物依存の割合が、治療中のＡＤＨＤの人より、一般の人のほうがリスクが高いことも報告[9]されているくらいです。つまり、本人の苦手な部分に早期から気づいて、適切な配慮や支援を行うことはきわめて大切なことといえます。

ＡＤＨＤの子どもの一般的な経過を表１－１に示しました。幼児期前期（１～３歳）には「とにかくじっとしていない」という多動が目立ちますが、不注意からけがをしたり、情緒的にかんしゃくをおこしたりということもよく見られます。言葉の遅れや睡眠リズムの乱れやすさなども、ＡＤＨＤに特異的なものではありませんが、比較的よく見られるものです。

幼児期後期（３～６歳）になると、幼稚園など集団の場において不適応が目立ってきます。幼稚園行事などでの「みんなと同じように行動する」、子ども同士の遊びの場での「一定のルールのもとに一緒に遊ぶ」ことが求められる年齢になってきますが、多動に加えて、順番を待てない、気が散りやすいという衝動性の

表 1-1　ライフサイクルでの経過

	幼児期前期（1～3歳）	幼児期後期（3～6歳）	児童期（6～12歳）	思春期（12～18歳）	青年期以降（18歳～）
行動面	多動 ＞ 不注意、衝動性	多動、衝動性 ＞ 不注意	不注意、多動、衝動性	不注意、衝動性 ＞ 多動	不注意 ＞ 多動、衝動性
情緒・心理面	かんしゃく	かんしゃく、自信喪失	自尊感情の低下、反抗	自尊感情の低下、反抗、いらいら	
学習面			ケアレスミス、一部の遅れ	取り組まないことからの全般の遅れ	周囲の環境、二次障害などにより経過はさまざま
対人面	親子の愛着の難しさ	集団で遊べない、対人トラブル	対人トラブル、いじめられやすい	友人関係が続きにくい	
その他	言葉の遅れ、睡眠リズムのつきにくさ	不器用、よくけがをする	親子関係の悪化	不登校、非行	

ため、みんなと同じように行動することがなかなかできないのです。そして、けっしてわがままであるとかわざとしているという行為ではないのですが、親やまわりの大人から叱責されることが多いため、「自分は悪い子なんだ」と自分に自信がもてなくなりだしたりしやすいのもこの頃です。

小学校に入ると、それまでの生活と一変して、授業中45分間座っていることが求められます。授業中のたち歩き、指示通り課題に取り組めないなど、先生に叱られることがますます増えてしまいがちです。あわせて、不注意からの忘れもの、片づけられない、物をなくす、宿題に取り組めないなども目立ってきて、家庭においても叱られることがますます増えてしまいます。

3年生、4年生と学年が上がるにつれて着席できることは増えてくるのですが、座っていても身体のどこかが動いていたり、おしゃべりであったり、多動はまだまだ目立っています。身体の一部を動かしながらも、本人なりに授業に取り組もう、先生の話を聞こうとするのですが、聞き逃しが多く、切り替えも苦手なため、結果として指示されたことへの取り組みは不十分になりがちです。

そして、5～6年生と高学年になると、優先順位がつけられない、持続的な努力を避けるという特性から、ますます指示されたことを最後まで達成できないようになってしまいます。この時期には、二次的障害として、「どうせできない」「ま

＊セルフエスティーム：自分自身（self）の得意なところも苦手なところもふりかえる・評価する力（esteem）のこと。「自尊感情」と訳されることが多く、自己を肯定的に見ることができて、自分自身を大切にする気持ちにつながる。

た叱られる」と意欲、そして自信喪失、反抗などが見られがちであり、親子間あるいは教師生徒間でのやりとりの悪循環（図１－３）におちいってしまうことがあります。

　このような悪循環におちいると、本人だけでなく母親など家族も疲弊してしまい、ますます本人のよいところに目が向きづらくなるため、家庭で叱られることが多くなり、セルフエスティーム*が低下してしまいます。さらに、友人関係では一緒に遊べることもあるのですが、トラブルがおこりやすく、いじめの標的にもなりがちです。また、学習面では、学校でも家庭でも取り組みが悪くなってしまい、遅れが目立ってきてしまうのもこの時期です。

　中学に入ってくると、すべての子どもに共通することなのですが、思春期としての課題に直面するようになり、それがＡＤＨＤのある子どもの経過に大きく影響してきます。その課題とは、「進路」と「自我」です。ＡＤＨＤのある子どもは「やればできるのに」といわれながら、その不注意や学習習慣のつきにくさ、そして学習意欲の低下から、小学校のあいだに基礎学力が十分につかないことがあります。中学校になってから、そのような学習の遅れが顕在化するとともに、成績評価にかかわる提出物も不十分となりがちなため、成績不良となってしまい、ますます学習意欲、そしてセルフエスティームも低下してしまうのです。このように

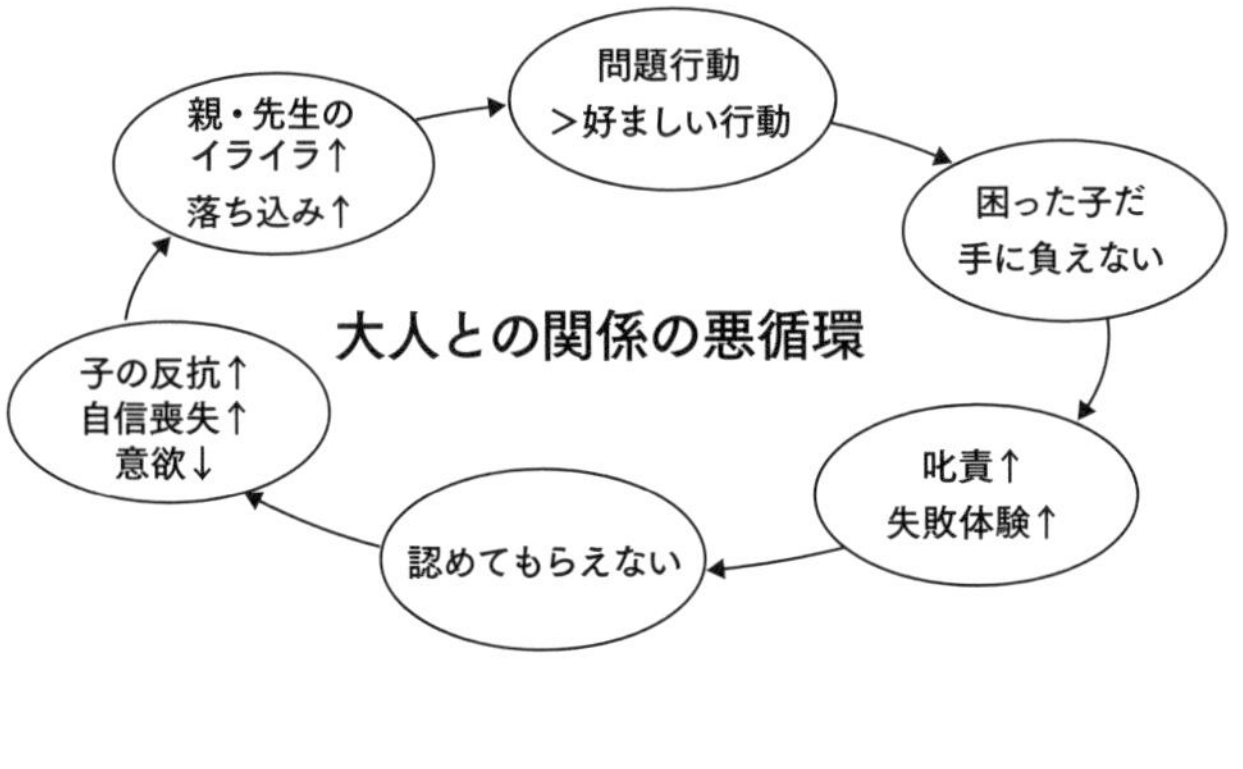

図 1-3
親子関係、先生－生徒関係の悪循環

進路が見えない状態になると、不安やイライラ感、そして気分全体の落ち込み、さらに不登校や非行など二次的な問題にも十分な注意が必要となってきます。

なお、第4章「学校や家庭でできる支援」でも詳しく述べますが、ここで大切なことは「成績を上げる」ということではありません。進路選択において、「自分の好きなこと、やりたいことは何か」と前向きに考えていけるように、普段の生活のなかで自分の好きなこと、興味をもってがんばれることと出会いたいものです。元来プラス思考で、小学校の頃までは「本気で反省しているのか」と思われるくらい立ち直りの早い子どもが、いつのまにか「どうせ……（できない）」とネガティブ思考におちいってしまうことがよくあります。本人のできることに周囲が注目していきながらかかわるなかで、本人なりの達成感を積み重ねていくことが大切なのです。

そして、この進路選択と自我の形成には関連があります。自我については、中学から高校、その後と少しずつ形成されてくるものですが、図1－4（マズローの欲求段階説）にあるように、衣食住、安全安心が確保されたうえで、集団での居場所感、役割意識があって、次に自尊感情、すなわちセルフエスティームとして自分の得意も不得意もわかってきて、自己実現、すなわち自立へと向かっていきます。この自立は本人の選んだ進路のなかで形成されてきます。

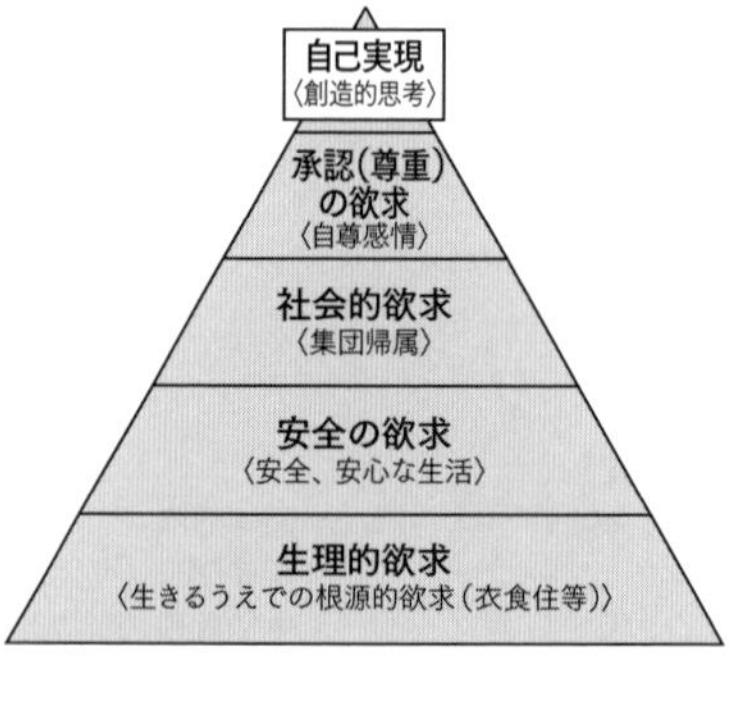

図1-4
マズローの欲求段階説

一方、中学生くらいになると、ＡＤＨＤのある子どもは、自分の障害部分、あるいは障害と自覚していなくても、苦手な部分として「他の子たちとは何か違う」という感覚をもちはじめます。しかし、思春期にありがちなのですが、「まわりと違うこと」を避けたがるようにもなります。具体的には、「特別扱いしてほしくない」と特別支援教室・学級などでの取りだし授業を拒んだり、支援してくれる先生を避けたりしてしまうのです。

このような時期には、学習不振のときと同様に、イライラ感が強まったり、気分の波がでてきたりすることがあるので、周囲の大人はそれを受け止める姿勢をもちたいものです。安全な基地として常に自分のことを認めてくれる親のいる家庭、存在感をもてる集団としての学級で本人の役割を考えてくれる先生、そして友人との出会い（数は少なくてもかまいません）は、思春期の本人にとって大切なのです。第２章のＢ君からのコラム（57ページ）にも、短い文章のなかに出会いの大切さが述べられています。

なお、表１‐１に示したこれらの症状経過はあくまでも一般的な傾向であり、一人ひとりの特性、性別、周囲の環境などによっても変わってきますし、二次的な障害（不登校、非行、学習の遅れや併存障害など）の有無が経過に大きく影響を与えることになります。本人の特性理解とそれに応じた支援によって、これら二次障害を防いで、自立に向けての成長を促していくことが大切です。

また、二次的に併存してくる障害とは別に、元々あわせもっているものとして、LD（学習障害）や自閉スペクトラム症（障害）*（ASD）がある場合も、本人の経過に影響を与えてくることになります。ただし、安易に障害名を重ねていくのではなく、たとえばADHDの治療によって不注意が改善しても書字の問題が顕著に見られるのか、衝動的な行動がコントロールされてきても、場に合わない行動が見られるのかなどについて、慎重にみきわめていったうえで、さらなる対応を考えていくことが必要です。

＊自閉スペクトラム症（障害）：重度の自閉症から知的障害のないいわゆるアスペルガー症候群などの各疾患を連続体としてとらえたもの。脳の機能障害が原因で、社会性や他者とのコミュニケーション能力の困難、こだわり等が生じる。

事例1 「特別扱い」を拒んだA君

A君は、幼児期から多動が目立ち、歩き出した頃からけがばかりしていました。小学校入学後も教室でじっとすることができず、近くの病院を受診してADHDの診断を受けました。

小学校2年生の頃は、薬がよく効いたことと学校のルールが定着してきたこともあって、座って授業に参加できるようになっていました。しかし、3

年生になって授業の進度が早くなるに従い、不注意や読み書きの困難から学習の遅れが目立ちだし、対人面でも「最近キレなくなったから怖くない」と級友にいじわるされるようにもなってきました。セルフエスティームは下がり、家庭ではイライラが強まって、制止しようとする母親に暴力をふるうようになりました。

母親は本人と向き合うなかで、一時うつ状態にもなりましたが、ペアレントトレーニング*に参加したことをきっかけに、本人のよいところに目が向くようになり、本人は家庭でほめられることが増えました。学校でも5～6年生の担任は本人の特性を理解して、クラスの役割として動ける機会をもってくれたり、「お前はそのままでいい」といってくれたりしました。学校でも、家庭でも行動上のトラブルは激減しました。

中学入学に当たり特別支援学級へ入級しましたが、「特別扱いされるのはいや」と特別支援学級担任のかかわりを頑なに拒み、とくに支援を受けないままに中学校生活を送りました。陸上部で活躍し、友人関係も良好でしたが、成績は低空飛行で、遠方の寮のある高校へ入学。自主性を重んじながらも枠組みがはっきりしている高校生活で自信をまし、「こいつは勉強はだめだけど、スポーツはすごい」と友人にいわれながら、ハードな部活動をしながら

＊**ペアレントトレーニング**：88ページ参照。

充実した高校生活を送っています。

第2章

ADHDを理解するために

１ 診断

１）診断基準

国内においてＡＤＨＤの診断は、ＤＳＭ（米国精神医学会国際診断基準）によってなされることが一般的ですが、その第５版（ＤＳＭ－５）が２０１３年５月に発表されました。[1] 表２－１にあるように、小児期から２カ所以上の場にて、不注意や多動、衝動性が目立ち、その症状が本人の生活に影響を与えるときに診断がつくことがあります。

この「診断がつくことがあります」という点に注目してください。ＤＳＭはあくまでも外から見てわかる行動面だけに注目して診断をつけていくものですが、発達障害としての特徴をおさえる工夫がなされています。すなわち、診断基準のＡでの不注意、多動、衝動性の確認だけではなく、Ｂで小児期からの症状の存在の確認、Ｃの２つ以上の場で見られるという本人要因の確認、そしてＤの生活上での大きな支障があるという事実、さらにＥで他の疾患からくる不注意、多動、衝動性を区別するようになっているのです。

表 2-1　ADHDの診断基準（DSM-5）

A. (1) か (2) かどちらか

(1) 以下の不注意の症状のうち６つ（またはそれ以上）が少なくとも６カ月以上続いたことがあり、その程度は社会生活、学業あるいは職業に不適応的で、発達水準に相応しないもの（17 歳以上の場合は５つ以上）

(a) 学業、仕事、またはその他の活動において、しばしば綿密に注意することができない、または不注意な過ちをおかす。

(b) 課題または遊びの活動で注意を持続することがしばしば困難である。

(c) 直接話しかけられた時にしばしば聞いていないように見える。

(d) しばしば指示に従えず、学業、用事、または職場での義務をやり遂げることができない。

(e) 課題や活動を順序立てることがしばしば困難である。

(f)（学業や宿題、青年や大人の場合はレポートや長い文章をまとめるような）精神的努力の持続を要する課題に従事することをしばしば避ける、嫌う、またはいやいや行う。

(g)（例えばおもちゃ、学校の宿題、鉛筆、本、道具、財布、鍵、書類、携帯電話など）課題や活動に必要なものをしばしばなくす。

(h) しばしば外からの刺激によって容易に注意をそらされる。

(i) しばしば毎日の活動を忘れてしまう。

(2) 以下の多動性—衝動性の症状のうち６つ（またはそれ以上）が少なくとも６カ月以上持続したことがあり、その程度は社会生活、学業あるいは仕事に不適応的で、発達水準に相応しないもの（17 歳以上の場合は5つ以上）

(a) しばしば手足をそわそわと動かし、またはいすの上でもじもじする。

(b) しばしば教室やオフィス、その他、座っていることを要求される状況で席を離れる。

(c) しばしば、不適応な状況で、余計に走り回ったり高い所へ上がったりする（青年または成人では落ち着かない感じの自覚のみに限られるかも知れない。）

(d) しばしば静かに遊んだり余暇活動につくことができない。

(e) しばしば“じっとしていない”またはまるで“エンジンで動かされるように”行動する。

(f) しばしばしゃべりすぎる。

(g) しばしば質問が終わる前にだし抜けに答えてしまう。

(h) しばしば順番を待つことが困難である。

(i) しばしば他人を妨害し、邪魔する（例えば、会話やゲームに干渉する、青年や大人の場合は他人のやっていることにかかわろうとする）

B. 多動性—衝動性または不注意の症状のいくつかが 12 歳以前に存在している

C. これら多動性—衝動性、不注意による症状が２つ以上の状況にて見られている

D. これらの症状が社会的、学業的、職業的機能において、障害を引き起こしたり、その質を低下させているという明白な証拠がある

E. その症状は統合失調症、または他の精神病性障害の経過中にのみ起こるものではなく、他の精神疾患（例：気分障害、不安障害、解離性障害、パーソナリティ障害、物質障害やひきこもりなど）ではうまく説明されない

しかし、巷《ちまた》に氾濫するチェックリストではＡに記載されている行動面の特徴だけが紹介されていますから、わが子のことを心配する親がつけるとおそらく10%以上の子どもがＡＤＨＤではないか、と疑われてしまうことになるでしょう。少なくとも、２カ所以上の場で症状が見られているか、子どもの場合は小学１年時に症状による生活面に支障が見られているかという点はおさえておきたいものです。なお、この小学１年生というのは、１年生の２学期になってまわりの多くの子どもが小学校生活という大きな環境変化に慣れてきて落ち着いてきた頃で考えてみてください。

その時期になっても、自身の行動特性から生活で困ることが学校でも家庭でも目立っている場合には、「あれ、この子は何に困っているのかな。どのようにサポートすればできるようになるのかな」という視点で子どもを見るようにします。そのうえで、本人ができるようになれるかかわり、すなわち環境調整を生活の場でトライしてみて、なおかつ困難が続くようでしたら、専門機関への相談、受診を積極的に考えてみてください。

そして、心理・行動アセスメント（41ページ）、場合によっては生物学的アセスメント（50ページ）などによって、本人の認知特性、心理特性、生物学的特性などの本人の内なる部分にしっかり目を向けることで、正確な本人理解（このなかのひとつが「診断」です）にもとづく、本人に合った支援の方策が得られることになります。

なお、ＡＤＨＤへの気づきのためには、多動性よりむしろ不注意と衝動性に目を向けた方が見落としが少ないと思います。多動は、活発な子どもにも見られますし、二次障害が見られなければ小学校高学年頃には徐々に落ち着いてくる子どもがほとんどです。それに対して、不注意は持続しやすいですし、小学校高学年くらいからは順序立てや集中力の持続が必要な課題が増えてくるため、より生活上の困難が目立ってくることになります。忘れ物の程度については、ほぼ毎日のように何か忘れたり、なくしたりすることもまれではありませんが、低学年のあいだは親と担任の先生が気をつけることでさほど目立たないこともあります。しかし、周囲の手助けなしでは忘れてしまうことも多く、ランドセル自体を学校に忘れて帰ったということもあるほどです。宿題についても、苦手意識や気の散りやすさも関係して、親子で悪戦苦闘することがよくあります。そもそも連絡帳を書いていないために宿題が何かわかっていなかったり、宿題に必要なプリント類をもち帰っていなかったりということもよく見られます。

本人からすると、学校で疲れ果てて、家でほっとしてゲームをしているときに、宿題モードに切り替えることは並大抵のことではないのです。診断基準のなかに

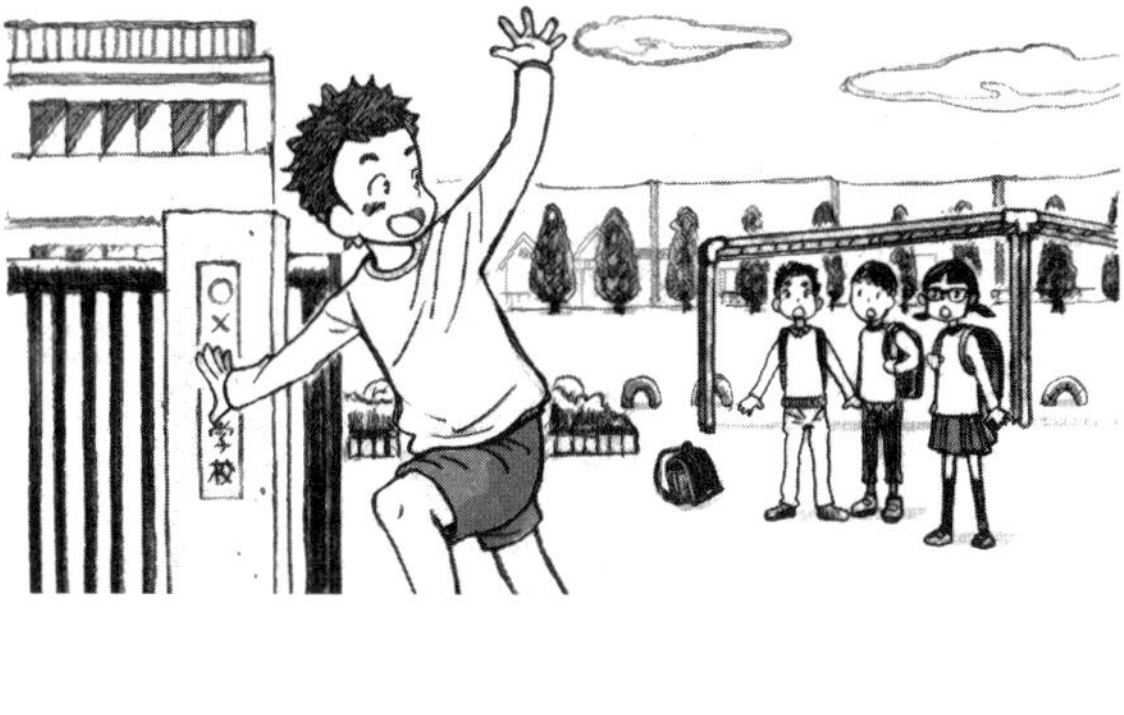

ある「精神的努力の持続が必要な課題を避ける」の課題には個人差があり、漢字書きとり1ページでもノート1冊分のように感じてしまう子どももいることを理解してあげてください。そればかりか、苦労してできた宿題を提出し忘れたりすることも多いので、親は最後まで気が抜けません。

　また、衝動性という言葉も誤解されがちです。衝動的とは、攻撃的、暴力的とは異なるものです。刺激に直ちに反応してしまう、すなわちそれまでの経験を生かして判断することが抜け落ちてしまったり、気が散りやすい特徴であったりすることなのです。

　あわせて、不器用さにも注目してみてください。機械が好きでつい分解してしまうのに、それを組み立てることができない、転倒したり、ぶつかったりしてけがをするというエピソードも、ＡＤＨＤのある子どもにはよく見られるものです。

　さて、今回の新たな診断基準（ＤＳＭ－５）でどこが変わったのでしょうか。不注意の項目ａ－ｆの記載、多動、衝動性の項目ａ－ｆの記載についてはこれまでのＤＳＭ－Ⅳと大きな変わりはありません。しかし、これまでの診断基準と何点か大きな変化が見られています。

　1点目は、成人に診断をつけやすくしたということです。具体的には、不注意、あるいは多動、衝動性の項目が「6つ以上」から17歳以上の場合は「5つ以上」

に軽減されました。さらに、注目すべき点として、「7歳より以前」とされていた障害の見られだした時期を「12歳以前」と緩和していることです。また、「障害を引きおこしていた」という記載についても「症状が存在していた」というややあいまいな表現となっています。表2-1の項目の記載では省略していますが、成人につけやすいような例がいくつもあげられています。

2つ目の変化は、除外診断（診断基準E）のところから、広汎性発達障害（アスペルガー障害をふくんでいたこの診断名もなくなり、自閉スペクトラム症（障害）に統一されました）がなくなった、すなわち自閉スペクトラム症（障害）*との併存を認めるようになったということです。

これらの診断基準の変化は、この20年の臨床や研究の積み重ねによって、「ADHDは成人まで続く」「ADHDと自閉スペクトラム症（障害）は重なることがある」というエビデンス*にもとづくものですが、逆にいえばこれからのさらなる医療の進歩によって、また診断基準が変わってくる可能性もあるわけです。DSMはわかりやすい診断基準ですが、前述したように外に現れている行動面のみに注目して診断するために、過剰診断*が大きな課題です。この点については、次の鑑別診断のところで説明します。

***自閉スペクトラム症（障害）**：28ページ参照。

***エビデンス**：科学的な証拠。

***過剰診断**：10ページ参照。

２）鑑別診断

前述したように、自閉スペクトラム症（障害）とＡＤＨＤの病名併記は可能となりましたが、あくまでもそれは「どうしても一方だけでは本人の行動面、発達面、対人関係面などの困難さに説明がつかない」場合に限った方がよいでしょう。たとえば、ＡＤＨＤであっても、コミュニケーションが苦手な子どもはたくさんいます。思いついたままに話をする、主語が抜ける、時系列が無茶苦茶で話が飛んでしまうなどがよく見られます。聞いている方は混乱してしまいますが、聞き手が子どもの話の内容を整理して聞き返したり、紙に書いて本人と一緒に見たりすることで、飛ぶ話ながらわかり合って楽しんでいくことはできます。場に応じていない発言であっても、授業中に担任の先生の言動に合わせて巧みにチャチャをいれるＡＤＨＤのある子どもと、あくまでも自分の興味やルール優先で一方的に発言する自閉スペクトラム症（障害）のある子どもの「場に合わない発言」は似ていて異なるものです。

ただ、思春期になってくると対人場面でそれまでの失敗体験から被害的にものごとをとらえたり、あるいは不注意からのミスに対応するために自分なりの生活パターンのこだわり（あまり完璧なものとはなりませんが）が見られたりすることもあるため、ＡＤＨＤと自閉スペクトラム症（障害）、とくにアスペルガー症候群*との鑑別は困難となる時期もあります。

また、「虐待は第四の発達障害」（杉山、２００７）というくらい、虐待を受けた子どもは発達障害に似た症状、行動を示しがちです[2]。もちろん、発達障害のある子どもが虐待を受けてしまうという場合もあります。発達検査上はそれほど作業記憶や処理速度が落ちていなかったり、臨床的にも覚醒状態にムラが大きく、むしろ過覚醒気味でまわりにアンテナを張り巡らしているような感覚、さらに衝動的というより、攻撃的であること、そして大人との１対１関係がなかなかもてず、密着と拒否をくりかえすときなどは虐待の影響を考えてみる必要があります。ＡＤＨＤのある子どもに見られる不注意による忘れっぽさは、ヒントを与えらえることによって思い出されることもあるのですが、一連のエピソード全体がごっそり抜け落ちていてまったく思い出せないときは、虐待の影響である解離症状*の可能性を疑うとともに、無理に記憶を呼び覚まそうとしないような配慮も必要となってきます。

３）併存症

ＡＤＨＤのある子どもに併存しやすい疾患群としては、不安障害、気分障害（と

***アスペルガー症候群**：知的障害あるいは言語的コミュニケーション表出の障害を伴わない自閉症のこと。（ＤＳＭ－５ではこの診断名はなくなった）

***解離症状**：自分の対処能力を超えた精神的苦痛に耐えるために、意識・知覚・記憶の統合を切り離す防衛機能を解離という。この機能が病的になると、ある行動に関する記憶が欠落したり（解離性健忘《けんぼう》）、さらに深刻な場合は、通常の本人とは異なる別の意識システム（交代人格）が生じ、本人が自覚しないうちにさまざまな行動をしているという現象（解離性同一性障害）が現れることがある。

くにうつ病）があります。何度も失敗をくりかえすので、本人は気にしていないように見られがちですが、じつは自信を失い、新たなことに興味は向きつつ、「また、失敗するのではないか」と不安が強くなるのです。うつ病、うつ状態については、とくに思春期以降注意が必要です。友だち関係など、環境面の影響は大きいのですが、１カ月から学期単位で意欲を失ったり、イライラ感が強まったりするときには、睡眠状態や食欲などが変化していないかを確認してみることが大切です。母親など家族にうつ病の既往があるときなどにも注意が必要です。

反抗挑戦性障害*は、自分に不利益となっても、大人や年長者を挑発したり、反抗したりするときに診断がつくことがありますが、ＡＤＨＤのある小学生で、中～高学年で併存してくることがあります。素行障害*のように法に反する行為をするレベルではなく、親子関係をはじめ周囲との関係悪化などの環境因の影響もありますが、生物学的要因の影響も考えられており、「治療可能な臨界点」として積極的治療の対象となることが推奨されています。筆者自身、この反抗挑戦性障害を合併していたＡＤＨＤの子どもが、家族や教師をはじめ、周囲のバックアップによって、セルフエスティームを回復しながら反抗挑戦性障害を克服していくようすを何度も経験しています。

***反抗挑戦性障害**：21ページ参照。
***素行障害**：21ページ参照。

2 心理アセスメント

ＡＤＨＤを疑われる子どもが来院した際、多くのケースでは認知発達検査を実施し、全体的な知的発達水準の他、能力の偏りや認知機能の特徴を細かく見ていくことになります。また情緒面にも問題が生じていると思われる場合には、性格、人格検査等を用いて多面的に理解を深めていくこともあります。

それぞれのケースによってその都度必要な検査を選択し実施するわけですが、使用頻度が高いのは、次のような検査です。

1）ウェクスラー式知能検査

❶ウェクスラー式知能検査の概要

子どもの知的能力を測定するための検査のなかで、世界で最も多く使用されているのがウェクスラー式知能検査（Wechsler Intelligence Scale for Children）です。２０１０年に第４版であるＷＩＳＣ－Ⅳ知能検査（以下ＷＩＳＣ－Ⅳ）が出版され、

２０１３年までにＷＩＳＣ－Ⅲ知能検査（以下ＷＩＳＣ－Ⅲ）からの切り替えが進められています。

ＷＩＳＣ－Ⅳは、５歳から16歳の子どもに広く適用する個別式知能検査です。全検査知能指数（ＦＳＩＱ）の他、言語理解（ＶＣＩ）、知覚推理（ＰＲＩ）、作業記憶（ＷＭＩ）、処理速度（ＰＳＩ）という４つの群指標を中心に発達水準や認知特性を解釈していきますが、さらに、評価点に至るプロセスを検討するためのプロセス得点が追加されたことで、「どうしてこの課題が苦手なのか」という、より細かな認知機能を推察することが可能になりました。ワーキングメモリ＊の測定を強化する過程でＷＩＳＣ－Ⅲの注意記憶指標（ＦＤ）が、作業記憶指標（ＷＭＩ）に置き換えられています[3]。

❷ＡＤＨＤとＷＩＳＣ－Ⅲ／Ⅳ

これまでの研究では、ＡＤＨＤをもつ子どもたちのプロフィール特徴として、ＷＩＳＣ－Ⅲにおける注意記憶指標、ＷＩＳＣ－Ⅳでは作業記憶指標と処理速度指標の有意な低下[4]、また下位検査では、数唱、符号、算数、記号探し、積木模様などの得点低下が報告されています[5,6,7,8,9]。しかし、数値的特徴を鑑別に用い得るだけの統一された見解はまだありません。また臨床的に見た場合には、単に得点や指

＊**ワーキングメモリ**：情報を一時的に保存しながら頭のなかで作業する認知機能。暗算、会話、推論、思考などに大きく関係する。

数の高低だけでなく、そのプロセスの分析が重要となります。

ＡＤＨＤの認知機能においては、実行機能にかかわる領域に弱さがあることがわかっており、ここには近年、①課題への取りかかり、②注意の維持・転換、③覚醒レベルの調整、④感情と動機づけの調整、⑤言語性／非言語性ワーキングメモリ、⑥行動の自己制御、⑦セルフモニタリングなどが広くふくまれるようになっています。

一般に実行機能の弱い人は、無計画に事を始めるもののすぐに気が散って本来の目的を忘れ、努力を持続することができず、自分の行動に無頓着で、同じ失敗をくりかえす可能性が通常よりも高いと考えられます。しかし、こういった特徴は、個人の能力や教育歴によっては知らずに補正されている場合もあり、とくにある程度の緊張感を伴う検査場面では、どんな子でもいつもよりがんばって取り組むものです。したがって、認知特性が必ずしもすべて数値的に明らかになるわけではありませんから、検査結果や過程の中にどのように出てくるのかをていねいに見ていく必要があるのです。

❸ＷＩＳＣ－Ⅲ／Ⅳの読み方

では実行機能の弱さは、検査中どのような場面に表れるのでしょうか。最も基本的なところでは、「全検査を通して課題への集中が維持できているか」といった持続的注意のようすを見ていなければなりません。たとえば、調子よく正答しているところで不意に簡単な問題を間違えたり、課題の途中で何を問われているのか忘れる、ひとり言が増える、関係のない話を始めるといった行動は、その時点で注意が途切れていることを示唆します。

　数唱課題では、いわれたままを丸暗記して即座に答える順唱よりも、聞きとった情報をいったん頭のなかに置いて一定の操作を加えた後に答える逆唱が苦手な傾向があります。これは言語性ワーキングメモリの弱さを示し、ひとり言の多さもこれにかかわるといわれています。情報を一時的に記憶に留めておくために、いま考えていることや、していることをブツブツつぶやいているというわけです。

　他に検査中の主な観察ポイントをあげると、単純作業課題では、スピードとエラー数との関係、筆跡の乱雑さや視覚記憶のようすなど、また言語課題のうち〈単語〉や〈理解〉では、答えるまでの所要時間、文章の簡潔さ、最後まで主題を保てるかどうかを見ておくことで、衝動性の強さ、セルフ・フィードバック*、選択的注意や持続的注意、課題への取りかかりのようすなどを推察することができるでしょう。

　そして既述のようにひとり言の内容、姿勢、知的好奇心や達成意欲の強さにも

***セルフ・フィードバック**：自分の行動の結果を自分で知ること。通常はそれをもとに新しい行動を身につけたりあるいは修正していくこと。

よく注意を払って見ておくことが大切です。
余裕があれば得点とは関係なく、どのような間違え方をしているか？ また、どういったヒントを与えればできるのか？ を確認しておくと、対象児の思考パターンや行動パターンを推察し、効果的な対応法を提示するのに役立ちます。

まとめると、ＡＤＨＤの認知特性は、ＷＩＳＣ－Ⅲ及びⅣでは、注意、作業記憶、処理速度にかかわる指数の低下に表れることが多いですが、必ずしも典型例に当てはまるものばかりではないですから、数値のみを基準とするのではなく、そこに至るプロセスを検査中にもていねいに見ていく必要があるということです。

２）描画テスト

描画テストとは、文字通り絵を描かせてそれを分析する心理検査で、投影法*の１つです。子どもの絵には、そのときの心理状態はもちろんのこと、視知覚認知や視覚－運動協応系の発達水準なども表れてきます。人物画からはグッドイナフ人物画知能検査を用いて発達指数を算出することができ、数値的な当たりをつけることも可能です。ＷＩＳＣなどの知能検査と一緒に用いることによって、数値の裏づけとなることや、反対に、数値を見直すきっかけとなることもあります。

* **投影法**：あいまいで漠然とした状況における反応を見ることでその人の性格特性を知るための心理検査法。

また環境的な圧力の状態や、情緒の発達、対人関係や性格傾向を知り、対象児固有の人格特性をイメージするのに役立ちます。

さて、ＡＤＨＤの認知特性が絵に表れるとすると、どこに目をつければよいのでしょうか。図２‐１を見てください。すでに述べたように、ＡＤＨＤとは実行機能の障害であり、認知、思考、行動にはそれに伴う特徴が認められます。つまり描画行動においては、たとえば、無計画に描き始めるので大きすぎる、あるいは小さすぎる、ラインが乱雑、洋服の模様など細部に凝る一方で耳や眉などの基本部位が抜けている、できあがりの不格好さに無頓着、描いているうちに付属品をどんどんつけ足して主題が埋もれてしまう、などの行動が見られたときは要チェックといってもよいでしょう。

同時に性格、情緒面のバランスの悪さや極端な特徴が表れている場合は、周囲の対応にもいっそう注意が必要になります。大きさや筆圧が極端に偏っていないかどうか、また傷つき、攻撃性、衝動性などのネガティブなサインが目立っていないかどうか、とくに、本人の見かけの印象と絵の印象が大きくずれているときは問題が潜在化している可能性もありますから、見逃さないようによく見ておかなければなりません。

当然子ども自身の年齢によっても絵のようすは変わっていきます。筆者の経験

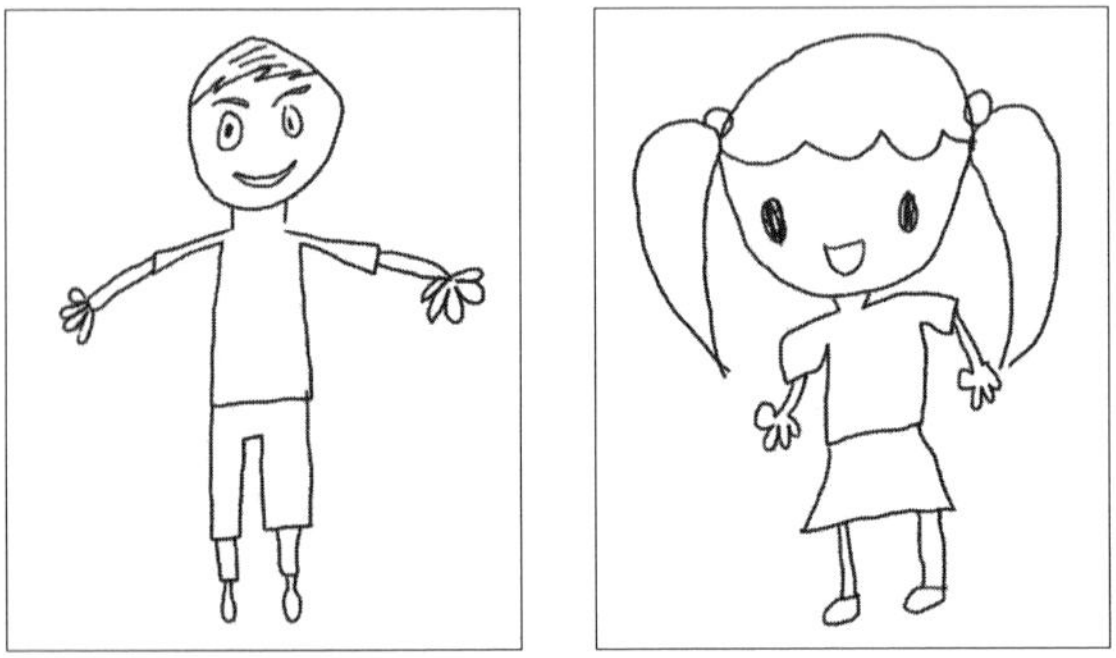

図 2-1
ＡＤＨＤ児が描いた人物画の一例
しっかり描けているが、眉、鼻、耳、襟元の洋服のライン等の基本部位が抜け落ちる

では、ＡＤＨＤでは年少のうちは開けっ広げでのんきで朗らかな絵が多く、思春期に近づくにつれて、自信のなさや外界への警戒心が強く出てくるような印象です。

３）その他の心理検査

上記検査の他には、家庭生活や学校生活、また自分自身についての考えを本人が記入する〈ＳＣＴ文章完成テスト〉、思い通りに事が運ばない場面でどう対応するのかを見る〈ＰＦスタディ〉、親子の関係がスムーズにいかなくなっているケースで客観的に相互の認識を見るための〈親子関係診断テスト〉などがあり、必要に応じて使い分けます。

４）行動評価尺度

以上のような内面の動きや過程を追う検査とは別に、ＡＤＨＤに特徴的な行動をチェックしていく行動評価尺度を使用することがあります。主なものには、ＡＤＨＤ Rating Scale-IV（ＡＤＨＤ－ＲＳ）や、Child Behavior Checklist（ＣＢＣＬ）などがあり、状況依存性を除外したり、問題行動の頻度や強度を把握し、また同一児の経時的な行動変化を客観的に評価するために役立ちます。

心理発達検査はけっしてADHDか否かを判定するものではなく、個人レベルで発達水準や性格傾向を詳細に理解し、周囲のより上手な対応法を導き出すため、そして思春期に向けて本人の自己理解と自己受容を進めるための1つの材料として利用されるものです。検査を行うテスターや検査結果を扱う立場にある人は、その限界と目的を正しく知っておく必要があるでしょう。

3 行動アセスメント

家庭や学校での具体的な生活状況をおさえることもひとつの行動アセスメントですが、ここでは行動観察における行動アセスメントについて簡単に説明します。ADHDのある子どもの行動は、その本人の特性である不注意、多動、衝動性によって、「問題行動」ととらえられるような場に応じていない行動となることが少なくありません。このような彼らの行動の一つひとつには意味があり、本人要因だけでなく、周囲のかかわりという影響要因を受けて成り立っているのです。図2－2を見てください。

行動アセスメントでは、標的となる行動を決めて、その行動のおこる前の状況、

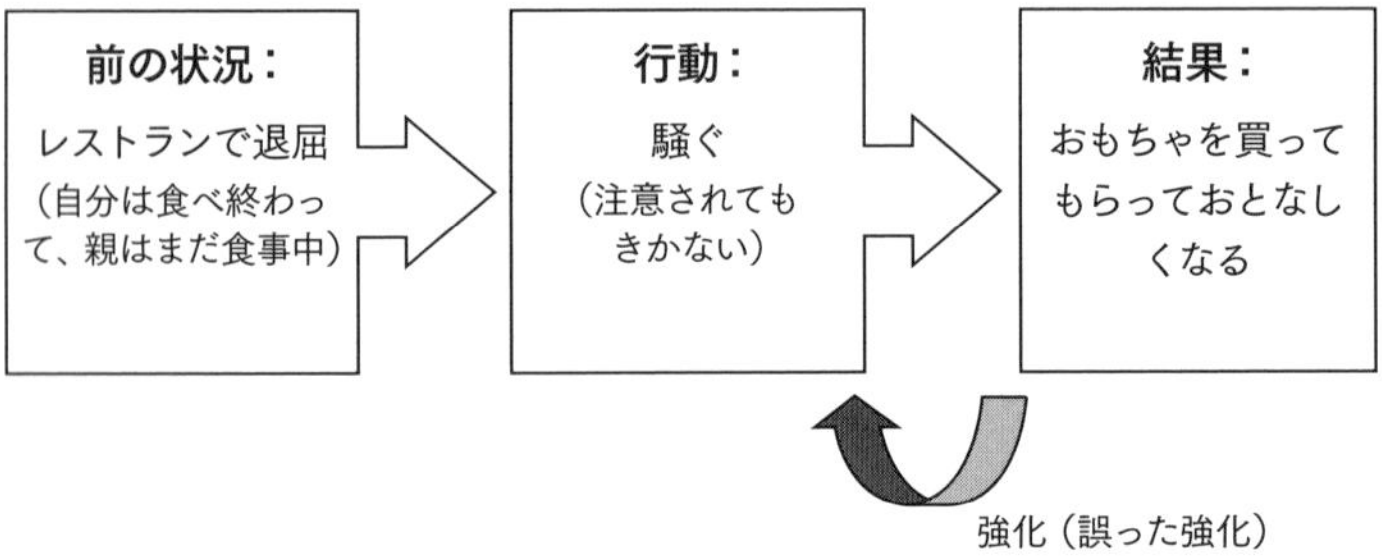
前の状況：
レストランで退屈
（自分は食べ終わって、親はまだ食事中）
行動：
騒ぐ
（注意されてもきかない）
結果：
おもちゃを買ってもらっておとなしくなる
強化（誤った強化）

例：小学校1年生の男の子、じっとすることが苦手

図2-2
行動の流れ

行動の後の対応と収束した結果について分析します。このケースでは、待つことがまだ苦手な子どもの「公共の場（レストラン）で騒ぐ」という「してほしくない行動」に対して、ごほうび（おもちゃ）を与えたことによって、その場では騒ぐ行為は収束したものの、結果として同じ状況が次回おこったときにも、同じような問題行動がおこってしまうことが予想されます。

　この子はどうしたかったのか、どうすれば適応行動がとれるのか、という視点から考えることで、「まだ待つことが苦手なんだ」「レストランには行きたいと思っている」などのヒントが得られ、行動がおこる前の状況を工夫することはできないのか、行動がおこったあとの対応を変えることはできないのかなどの問題行動を解決するための糸口を見つけていくことになります。

　具体的にどうするのかについては、第3章の行動療法のところで述べますが、このように行動アセスメントでは、単に「状況把握」だけでなく、「対応」について考えていくための評価をすることになります。

4 生物学的アセスメント

１）医学的検査

現時点では血液検査や脳波検査、またはレントゲン検査などの医学的な検査でＡＤＨＤを診断することは不可能です。いくつかの検査を組み合わせても検査だけで、診断することはできません。

しかしながら医学的検査は非常に重要です。なぜなら身体の病気でも、たとえば甲状腺機能亢進症《こうしんしょう》＊がある人は活動性があがり、落ち着きがないことがあり、そのようすはＡＤＨＤのようにも見えます。またけいれんのないタイプのてんかんで数十秒の意識消失をきたす場合、これがＡＤＨＤの不注意と思われていることもあります。このような身体的な病気や脳神経の病気との鑑別には医学的検査が欠かせません。

鑑別診断が大切なのは、たとえば先ほど述べた甲状腺機能亢進症の子どもが誤ってＡＤＨＤだと診断されて、ＡＤＨＤとしての治療や対応をいくら受けても、根本的な甲状腺の治療が行われないと症状がよくならないからです。よって、

＊**甲状腺機能亢進症**：甲状腺からのホルモンの分泌が過剰になり、さまざまな症状をきたす病態。代表的な疾患にバセドウ病がある。

血液検査や脳の画像検査であるＣＴ（Computed Tomography）やＭＲＩ（magnetic resonance imaging）、脳波検査などの医学的検査は大切なのです。画像検査を行ってもＡＤＨＤを診断することはできませんが、脳の腫瘍や異常などが原因でＡＤＨＤのような症状を呈することがあり、その鑑別は重要だからです。

また検査とは関係がありませんが、鑑別という意味ではアトピー性皮膚炎や気管支ぜんそく等の症状から、夜間の睡眠が十分にとれない場合も昼間に眠気が出て、それが不注意と判断されることがあるので気をつけましょう。

またそれら疾患の治療薬である抗ヒスタミン薬や気管支拡張薬の副作用での眠気や落ち着きのなさがＡＤＨＤと診断されている場合があるので、これも注意が必要です。また薬に関してはてんかんの治療薬も眠気がある場合が多く、服用している場合は必ず医師に告げましょう。

2）生物学的アセスメント

1で述べた医学的検査に加え、筆者たちは事象関連電位（ＥＲＰ）とＮＩＲＳ検査を行なう場合が多いです。これら検査を行ってもＡＤＨＤが診断できるわけではありませんが、その子どもの現在の脳機能のアセスメントの1つとして参考になりますし、治療効果の指標になるのではとも考えています。検査をいくつか紹介します。

❶事象関連電位（ERP）

脳波は通常安静にし、目は閉じ、しかし寝ないという状態を基本的な条件として検査を行います。それに対しERPとは光や音などの刺激に応じて一過性に生じる特別な脳波です。検査を受ける人に、どのような刺激をどのように与えるのかによってさまざまなERPが出現することが知られています。筆者たちは以下の3つのERPに注目し、ヘッドフォンを使用し、聴覚刺激を利用して検査を行っています。

(1) P300

子どもたちに対して、低い「プ」という音のなかに、ときどき高い「プ」という音をランダムに混ぜて聞いてもらい、ときどき聞こえる高い音が聞こえたときにだけボタンを押してもらうという条件のときにP300は出現します。P300は情報処理過程の最終段階に出現するとされています。[11]

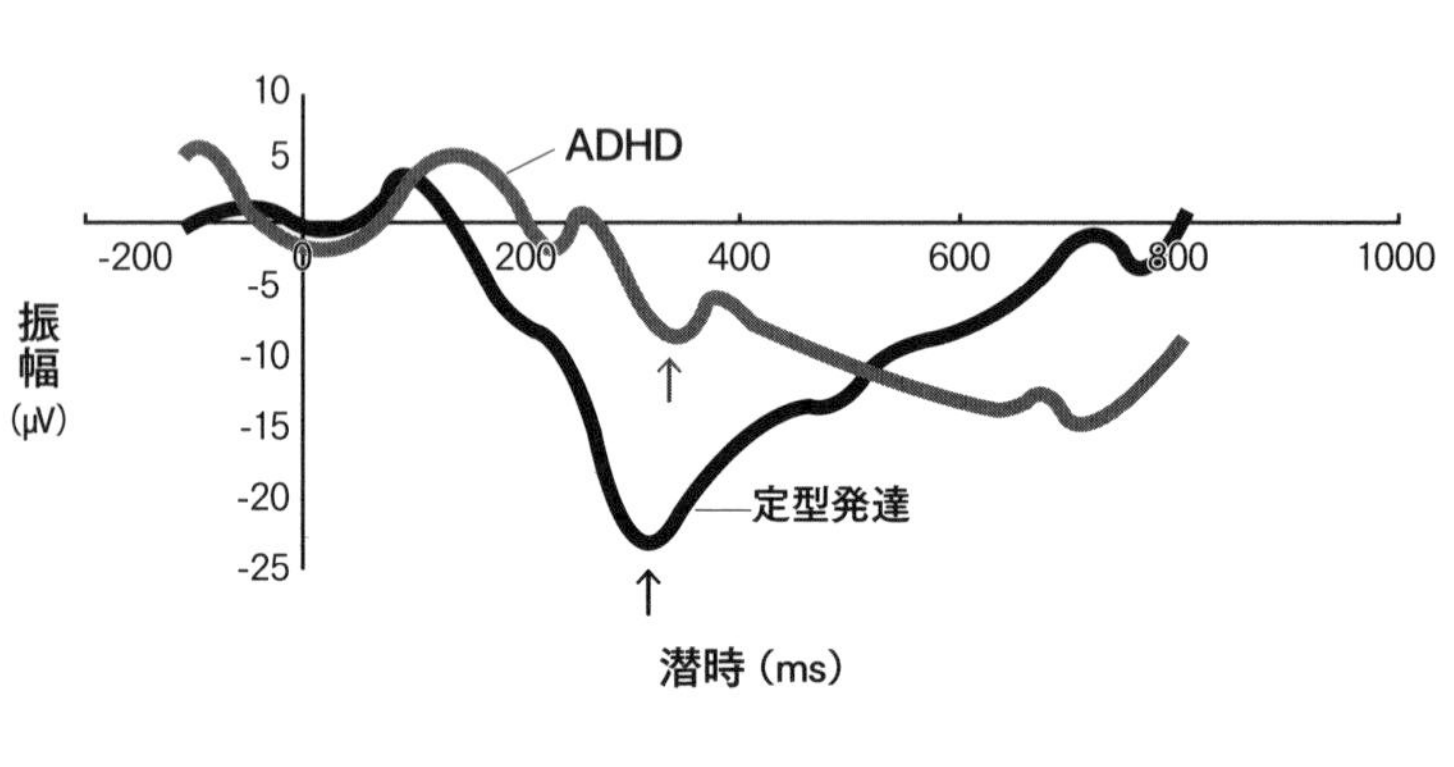

図2-3　定型発達の子どもとADHDの子どものP300の波形モデル（*）

⑵ ＭＭＮ

子どもにはお気に入りの本などを持参してもらいその本に注目してもらいます。この条件でヘッドフォンから高低２種類の音を聞いてもらうときに出現するのがＭＭＮです。ＭＭＮは無意識的な、非注意下での自動処理を反映すると考えられています。[12]

⑶ Ｎｄ

子どもには右の耳から低い音を２種類、左の耳からそれより高い音を２種類、合計４種類の音をランダムにヘッドフォンを通して聞いてもらいます。右の耳から聞こえる音は無視して、左の耳から聞こえる高い２種類の音にだけ注目し、かつそのうちより高い方の音が聞こえたらボタンを押してもらいます。このような条件で出現するのがＮｄで、意識的・能動的な注意機能を反映する成分であり、選択的注意の指標と考えられています。

筆者たちはＡＤＨＤの子どもたちのグループと年齢がほぼ同じの定型発達の子どものグループについて既述したような聴覚刺激を用いて、Ｐ３００、ＭＭＮ、Ｎｄを測定しました。[13] するとこれらすべてのＥＲＰの振幅（波の深さ、高さ）が定

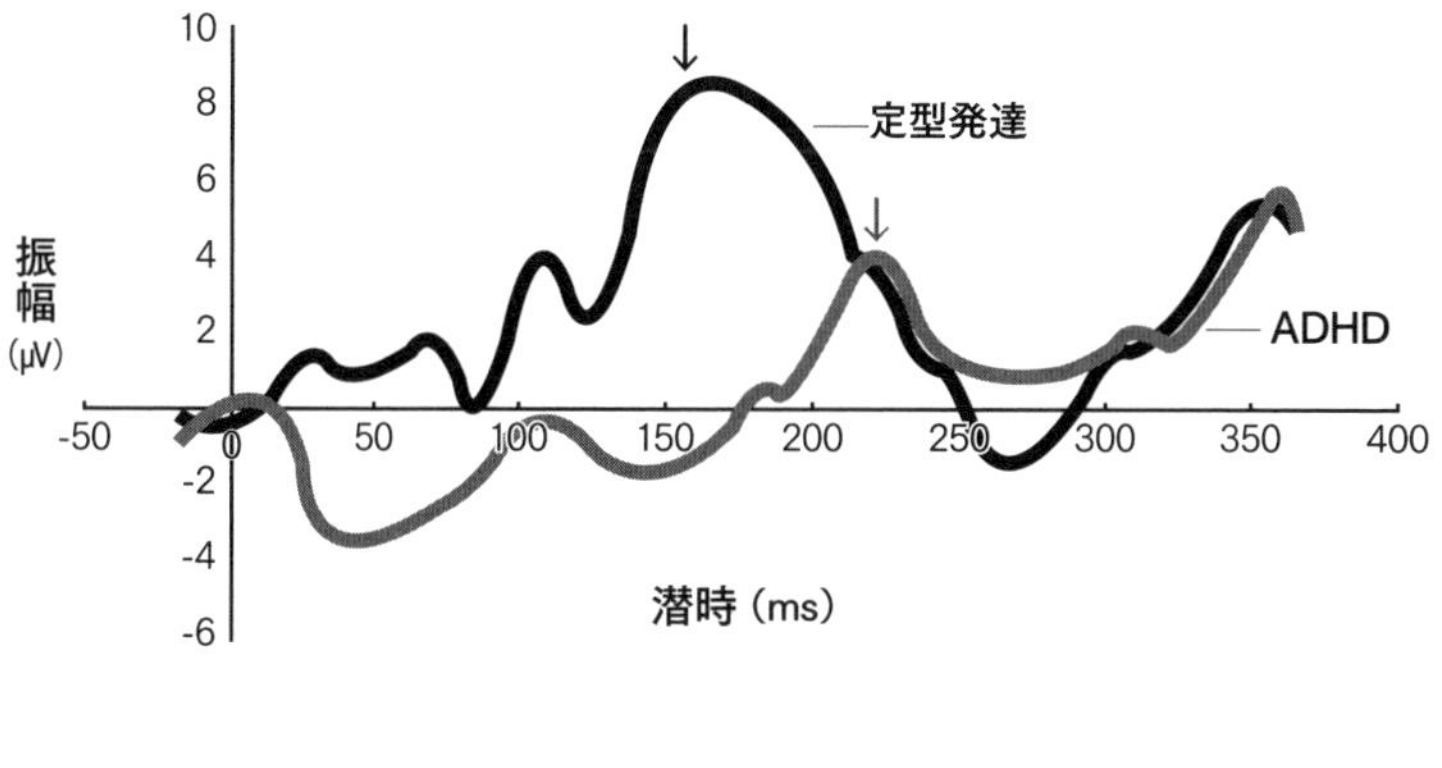

図２-４　定型発達の子どもとＡＤＨＤの子どものＭＭＮの波形モデル（＊）

型発達のグループに比べ、ＡＤＨＤのグループで統計学的に低いことがわかりました（図２－３、図２－４、図２－５は波形モデル）。

　この結果から、ＡＤＨＤにおいては、まずＰ３００の障害があることから、少なくとも情報処理過程の最終段階でなんらかの障害が存在することが示されました。さらにＡＤＨＤにおいては意識的・能動的な注意や選択的注意のプロセスだけではなく、注意の無意識的な自動処理機能においてもなんらかの障害が存在することも示されました。

　学校現場などでの例をあげると、授業などのときに、定型発達の子どもはたいして意識しなくても隣の子どもが教科書をめくる音や校庭や廊下の雑音などは耳からは入ってきても、脳にフィルターのような働きがあって、自動的に処理されるため授業に集中できると考えられますが、ＡＤＨＤの子どもたちはその機能が弱いと推測されます。ＡＤＨＤの子どもたちのＰ３００とＮｄに関しては同じような研究結果が多く出ています、しかしＭＭＮに関しては異常がないという報告もでており、筆者たちの結果と必ずしも一致しません。

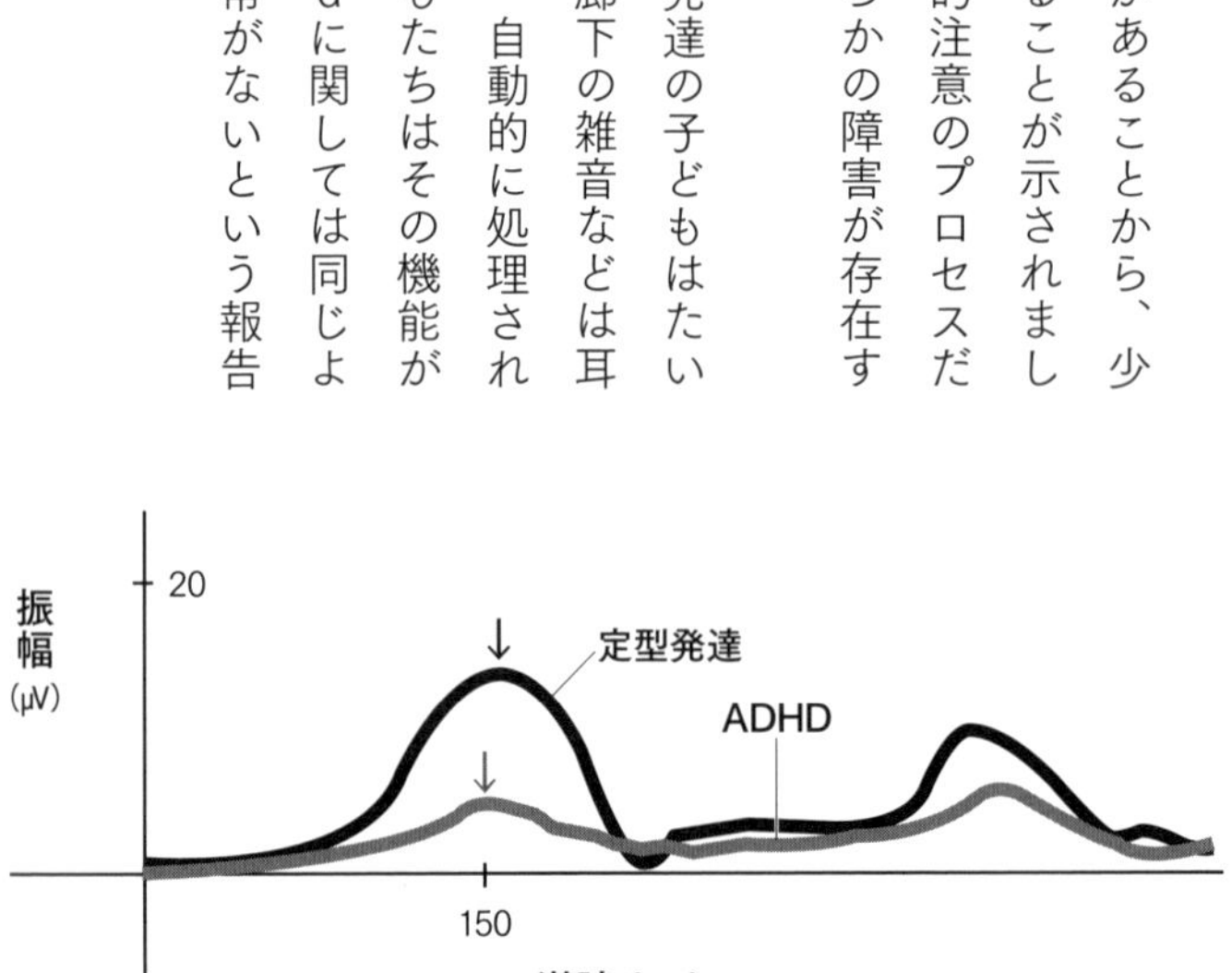

図２－５　定型発達の子どもとＡＤＨＤの子どものＮｄの波形モデル（＊）

治療薬の効果判定

筆者たちは7歳から13歳の10人のＡＤＨＤ児においてmethylphenidate徐放剤（コンサータ®）の服用前後（8～12週間服用）でＰ３００とＭＭＮを測定し、服用後のＰ３００とＭＭＮの振幅がいくつかの領域で服用前に比べ統計学的に有意に増大したこと、つまりデータが改善したことを報告しました[14]。彼ら10人はＡＤＨＤ-ＲＳ[15]（重症度の指標）が平均31・1点から11・9点へ、不注意サブスケールが平均17・5点から8・3点へ、多動性・衝動性サブスケールが13・6点から3・6点へいずれも有意に改善していました。

これらから筆者たちはコンサータ®の効果判定にＰ３００とＭＭＮが有用であるとしました。症状だけでなく数値で客観的に示すことができるので注目しています。今後はもう1つの治療薬であるatomoxetine（ストラテラ®）についても同じような評価ができるのかどうかわかればよいと思っています。

❷近赤外線スペクトロスコピー（ＮＩＲＳ）

第1章の2でご紹介したＮＩＲＳはある課題をしてもらっているときの前頭前野の機能を評価する検査でした。これも非常に簡便にできる生物学的アセスメントであるため、今後薬物療法やトレーニングの前後で検査すれば、治療や支援の

＊**図2-3～2-5**：根來秀樹・飯田順三（２００９）３.医学的検査の適用と結果の理解、Ｅ.事象関連電位、ＣＰＴ等、齊藤万比古（編）『子どもの心の診療シリーズ1　子どもの心の診療入門』、中山書店、Ｐ１９６より改変。

評価ができるかもしれません。

❸持続的注意集中力検査（Continuous Performance Test：CPT）

ＣＰＴとは提示された刺激のうちある一定の刺激に対してのみボタンを押すという検査で、刺激には視覚刺激と聴覚刺激があります。たとえば視覚刺激を用いた代表的なＣＰＴをご紹介しましょう。コンピュータ画面上に数字（たとえば⓪から⑨まで）をランダムに提示し、決められたある数字（たとえば⑦）が表れたときだけ、できるだけ早くボタンを押すというものです。

この課題を用いた研究では、正しい反応をしたときの平均反応時間と反応時間のばらつきを表す変動係数という指標やエラーの数（⑦のときに見逃して押さなかった数と⑦以外で間違って押してしまった数）について定型発達児のグループとＡＤＨＤ児のグループには統計学的に差があったという報告があります。[16,17] ＡＤＨＤの子どもたちはボタンを押す時間にばらつきがあり、またエラーの数が多いようです。このＣＰＴもＡＤＨＤの持続的な注意集中を評価するのに有用で、かつ治療薬の効果判定の指標にも優れています。

3）まとめ

現時点では医学的検査を行っても、生物学的アセスメントを行っても、それだけでＡＤＨＤを診断できるような検査はありません。しかし医学的検査はさまざまなＡＤＨＤのような症状を表す身体疾患や神経疾患ではないことを証明するために非常に重要なものです。そこで別の身体疾患が見つかることもあり、その場合はその病気の治療をしなければなりません。また生物学的アセスメントはその子どものそのときの状態を客観的に示すことができるため、その後の治療やトレーニングの評価に有用です。

5　生活の困り感から

◆コラム

子どもの頃、私が困ったこと（Ｂ君からのメッセージ）

私は現在、大学に通っていますが、子どもの頃を振り返ってみて、とくに苦労していた場面は学校や子ども会の集団活動のときです。中学校に上がってから先生とも相談して、一般学級に入る機会を増やしましたが、多くの宿題がある・範囲が次々に進む・板書などいろいろな事に慣れるのにだいぶ時間がかかりました。

最近、私は児童対象の行事ボランティアをしていて、ときどきですが集団から抜け出そうとする子どもを見かけます。そのなかで印象深いのは「〇〇だから戻りたくない！」と主張している子どもを、親が怒鳴りながら集団の輪に戻そうとしている場面でした。その子はADHDかはわかりませんが、そういう場面を見ると私が子どもの頃にやっていたのと同じだなと思い出して、（力づくでは〝絶対に〟解決しないのに）と内心で思うのです。

ADHDは作業を並行するのが難しいとよく聞きます。「ぼくは大丈夫」と思いたいのですが、やはり並行作業は難しくとくに「書きとり」「聞きとり」が苦手です。板書は黒板の文字をいくらまとめて覚えてもノートに2〜3語しか書けず、調子が悪いときは1文字ずつ黒板からノートに写すくらいです。

作業の並行というのはもっと単純なこともふくみます。たとえばカバンのなかからノートを取り出すという作業でも、カバンから取り出すまでのあいだに話しかけられたり目にとまることがあると失敗します。そしてノートを取り出せていなかったりします。思い返すと、「よく大学生まで進んでこれたな」と思えてきます。

大学まで無事に進めた理由を聞かれると、小さいうちから十分な環境が揃っていたことが大きいと思います。早くに診断を受けられたことや、地域の病院に専門の先生がおられたこと、よい先生方に囲まれてじっくり付き合っていただけたことです。厚い体制に支えられたおかげで、症状があってどこを注意すればいいのかの知識を得られて、いまに至っているんだと感謝して過ごしています。

（B君、19歳）

❶B君の学校生活とまわりのサポート

ＡＤＨＤのあるＢ君の事例から、授業中の大変さ、集団参加の困難さ、そして何よりも本人なりの気持ちを理解することの大切さが伝わってきます。大人側は「教室から飛び出して困った子どもだ」「授業中ちゃんと板書をノートにうつさず、やる気が足りない」などと思っていないでしょうか。親や教師などまわりの大人もその対応に困っているかもしれませんが、実際の生活で最も困っているのは本人であることを忘れてはなりません。

そして、その困り感を周囲が理解したうえで、「ではどうすればよいのか」とまわりが考えてサポートするとともに、本人自身がその困った事態からどのようにすれば乗り切れるかということを徐々に身につけていく必要があります。

B君は思い立ったら、あるいは目についたら、すぐさま行動してしまうので、小学校のときは特別支援学級の先生がほぼマンツーマンで対応していました。先生は、常に本人の発達段階と気持ちをふまえて、彼の気持ちと行動を否定することなく、その場その場で適した行動ができていくような指導を徹底して続けられました。あわせて、集中時間が15分以上と続かないB君に対して、工夫しながら読み書き、計算など学習の基礎作りに徹底して取り組まれました。その基礎作りがあったからこそ、中学に入って集中時間が伸びてくるなかで、交流学級での学習への取り組みが徐々にできるようになったのでしょう。

そして、彼の力がぐっと伸びたのは高校のときです。彼の通っていた高校は公立の普通高校でした。当然、特別支援学級もなく、担任の先生はじめ、学年の先生全体で彼を理解しながらかかわっておられたのですが、あるとき担任の先生が、「学校として何か特別なことをしているわけではないが、本人が授業中落ち着いて参加できるようになり、パニックになって飛び出してしまうことも見られなくなった」とおっしゃいました。

主治医であった筆者が学園祭中に彼の高校に訪問した際、隣のクラスの出店に彼がやってきました。そして、ハイテンションで他の生徒にちょっかいをかけるB君に対して、そばにいた隣クラスの先生が、いきなり注意するのではなく、「B君どうしたの、何がしたいの？」と本人に聞いたのです。B君は早口ですが、他の生徒を手伝いたいことをその先生に伝えることができました。そこで先生は生徒と相談して、彼ができる仕事を割り当てし、B君もお店のルールに従って接客することができていました。

「特別なことは何もしていません」と先生方は言っていましたが、「彼の行動を頭ごなしに否定せずに、まずは受け入れる、そして聞いてみる。指示は具体的に出す」という学年全体の共通理解による適切な対応でした。26ページのマズローの図で述べたような「集団帰属」にあたる学級、学校での居場所感がもてていることが感じられ、中学校のときは遅刻しがちであった彼が、早起きして遅刻せずに高校に通えている理由が、なんとなくわかった気がしたエピソードでした。

❷生活から本人を理解するということ

小学校くらいまでは本人も漠然とした困り感しかもてていませんから、48ページの「行動アセスメント」で述べたように、周囲の大人が本人の行動を観察して、

「なんでやらないのか」と責めるのではなく、「なんでできないのかな」と考えてみることが大切です。まわりの刺激で気が散りやすいのではないか、切り替えが苦手なのではないかなど、本人の行動を少し離れて客観的に見ながら、行動の前の状況、行動の後の結果などをおさえていくことで、困り感が見えてくることがよくあります。

本人が思春期くらいになると、いかに本人が困り感を自覚できるようになるかが大切なこととなります。本人のプライドに気を配りながら、「何に困っているのか」「どうしたいのか」と本人が語ることができるように、周囲の大人が「聴く」姿勢をもつようにしましょう。その際は、根掘り葉掘り聞こうとしても、本人はいやがるだけですから、見守りながら、本人が語りだしたら、あまり意見を挟みすぎないようにじっくりと聴いていくことです。「○○（行動）できなくて、□□（気持ち）になったんだね」と共感しながら、聴き手側が心のゆとりをもって接することが肝要です。

なお、子どもが幼児であっても、小学生であっても、そして思春期になっても、本人の「よいところ」に目を向ける努力を周囲が続けていくことが大切です。そしてそのよいところを本人に伝えることも、本人が自分自身を理解していくために重要なことです。

第3章

ADHDの治療・支援

1 治療・支援の方向性

米国の児童精神科ガイドライン[1]（AACAP、2004年）においては、「まず鑑別診断を行ったうえで、詳細な評価にもとづく個別化した包括的治療計画を立てる」となっており、その際には「成人まで続く慢性疾患として認め、まず標的症状を同定する」として、長期的視点と短期的視点双方の重要性を指摘しています。治療の2本の柱は、薬物療法と行動療法であり、あわせて学校など関係諸機関との連携、家族支援を行うこととなっています。

国内においては、厚生労働省研究班の成果であるADHD診断治療ガイドライン（上林班で作成し、次の齊藤班で改訂）（図3-1）が臨床医のスタンダードとなっています。基本キットとして、薬物療法、子どもとの面接、親ガイダンス、学校との連携の4本の柱があり、これで治療効果が上がらないときに、ペアレントトレーニングやソーシャルスキルトレーニング（SST）、連携の強化、そして併存障害に応じて遊戯療法など心理療法も行っていくことが推奨されていましたが、2016年9月の改訂版ガイドラインでは、診断確定後にまず環境調整と心理社会的治療

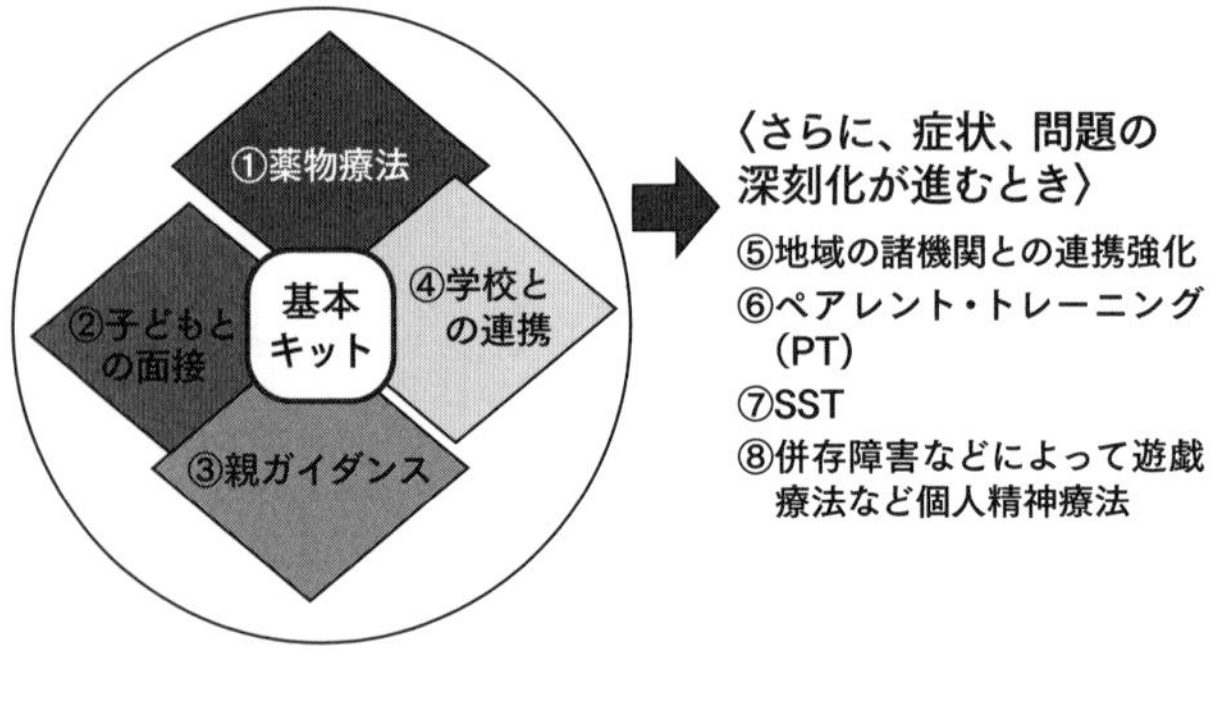

図3-1
ADHD診断治療ガイドライン
齊藤万比古、渡部京太（2008）『第3版 注意欠如・多動性障害－ADHD－の診断・治療ガイドライン』P17 じほう

を行ったうえで、次に薬物療法を検討することが推奨されるようになりました[2]。

国内において重要なＡＤＨＤ治療の変化は、２００７年からメチルフェニデート徐放剤、２００９年からアトモキセチンが保険適用のもとに使用できるようになったことです。現在では両薬剤とも成人に対しても適用されています。すなわち、第１章でも述べた発達障害者支援法（２００７）にもあるように、ＡＤＨＤが「小児期だけの問題で、大きくなれば自然に軽快するというものではない」ということが、医療的にも共通認識となったわけですから、ますます長期的視点をふまえたうえでの治療と支援の計画が重要になってきているといえます。

では、治療や支援の計画を立てるときには何が大切なのでしょうか。

医療的には、まず「包括的なアセスメント」、すなわち本人をできるだけ多面的に評価することが大切です。詳しいアセスメント方法（心理、行動）については、第２章に述べた通りですが、ＡＤＨＤの診断基準に沿って、「小さい頃から症状が見られていたか」「２か所以上の場で見られているか」「その症状が目立っていて、本人の日常生活に大きな支障を与えているか」などをおさえることになります。そのうえで、短期的な治療目標（いま問題となっている行動や症状を軽減するなど）と長期的目標、たとえば、成長を促す働きかけを行う、本人の自己理解や家族の障害理解・受容を促進するなどをたてることになります。

この際に忘れてはならないことは、「困っているのは本人である」「本人がどうなりたいのか」という視点です。幼児など本人がまだ小さいときには親の思いが大切になりますが、このときも親の希望が子どもの状況からかけ離れてしまわないように、子どもの特性をしっかりと理解してもらえるように専門家は努力していかなければなりません。

たとえば、本人の不注意、多動、衝動性といった中核症状が、日常生活のなかでどのような困難をひきおこしているのか、それらをどのように解決していけばよいのかについて、具体的に説明していく必要があります。また、「十人十色」というように一人ひとりの示すＡＤＨＤ症状の程度は異なること、性格、学力、運動能力、社会性などもさまざまであるというような「個別性」があること、さらに成長の過程で本人のもつＡＤＨＤ症状や生活上の困難は移り変わっていくことを親が知っておくことも大切です。

治療や支援のスタートは車のナビゲーションに似ています。まず、現在位置をしっかり把握してから目的地設定をすることが大切です。現在位置が誤って認識されていたら、目的地には到着できません。そして、長距離ドライブのときには、いったん順調に見えても天候やまわりの交通状況によって、渋滞したり、トラブルに巻き込まれたりするかもしれません。また、途中から同乗者（親や家族）

が考えている目的地と異なるところに本人が行きたがることもあるでしょう。そのときには、本人が判断できる情報を与えたうえで、本人の意思を尊重しながら、同乗者がさりげなくナビゲートしていってあげてください。あわせて、治療者、支援者は、同乗者からの相談に適切に応じていくことで、安全で楽しい長距離運転をサポートしていってください。もちろん、出発当初は最終的な目的地（ゴール）は見えていません。ライフサイクルのなかで、そのときどきの目的地を設定して、到達して、達成感を積み重ねていきながら、前進していくことになります。

　また、治療目標のキーワードとして、セルフエスティーム[*]という言葉がよく聞かれます。ＡＤＨＤのある子どもが、自分の苦手なところ、得意なところをわかって、「こうすればできるんだ」と自分なりの工夫でできることを増やしていくこと、やろうと思ったことができるようになっていくことが、セルフエスティームの向上につながります。

　前述のＡＡＣＡＰにおいても、本人の経過に影響を与える二次障害を防ぐためにセルフエスティームを伸ばしていくことの大切さが強調されています。本人とその家族に寄り添いながら、本人の日常生活における「困り感」に気づき、よりよい方向性をともに探るようにしていくことが、治療者、支援者の役割といえるでしょう。

＊セルフエスティーム：25ページ参照。

2 環境調整、行動療法

環境調整とは、本人の「困り感」に沿って、本人が生活しやすいように周囲の環境を工夫することです。本人の生活の場である家庭、学校・園の双方において行われるものです。

学校における環境調整については、2006年に国連本会議で採択された「障害者権利条約*」にふくまれている「合理的配慮*」にかかわるものですので、文部科学省のホームページにある「合理的配慮環境整備検討ワーキンググループ報告（2012年2月）」のなかでも、注意集中の困難に合わせた学習内容の分割、聞き逃しや見逃し、紛失に対する伝達情報の工夫、さらに心理面の配慮として「成功体験を増やし、友だちから認められる機会の増加に努める」などがあげられています。[3]

井上（2006）は、教室内の物理的環境要因（教師からの距離、提示方法の工夫など）と人的環境要因（教師や周囲の対応、ルールなど）の2つが子どもの問題行動に影響を与えており、これらのセルフチェック表（表3-1）を担任教師が確認

*「**障害者権利条約**」：2014年1月、日本も正式に批准した国際条約。障害者が社会に参加しやすくするために、障害者を差別することを禁ずることなどが含まれている。

***合理的配慮**：過度の負担がない範囲内にて、障害者の権利の確保のために必要・適当な調整などを行うこと。

表 3-1　環境要因チェックリスト

〈物理的環境〉

□ 教師からの支援が得られやすい距離か

□ 窓や掲示物など気になるものと席との距離、位置、方向が適切か

□ 板書の文字の大きさや量は適切か

□ プリントの文字の大きさ、記入欄は適切か

□ 次の行動の手がかりとなる準備物などの情報の提示や掲示がなされているか

〈人的環境〉

□ 何をして良いかわからない時間や状況への具体的対応が考えられているか

□ 個別の指示や視覚的支援の工夫がなされているか

□ 初めての行事や苦手とする行事について保護者、本人と事前の話し合いができているか

□ 困った行動が起こらなくて済む事前の対応を考えているか

□ 教師やクラスメイトの対象児への注意の仕方や対応が適切か

□ 適切な行動に対してうまくほめたり賞賛ができているか

（そだちの科学 2006、井上雅彦氏表を一部抜粋）

して環境調整していくことの有用性を述べています。[4)]

　環境調整の具体例としては、教師の側の席にする、隣の席にモデルとなる子を座らせる、否定的な言葉（〜しない）より肯定的な言葉（〜する）を用いる、できて当たり前のことでもほめる、指示を書いて示す、複数の指示は分けて出す、板書の量や色を工夫する、黒板の周囲の気の散る掲示板を減らす、学用品の置き場所を明示する、教室のルールを明確化するなどがあります。

　これらの環境調整を学級で実践する際に、「この子だけ特別扱いすることができない、クラスメイトから不公平に見られる」と担任が躊躇《ちゅうちょ》することがあります。しかし、上記「合理的配慮」とは、障害部分のためにできないことについて「公平な機会を与える」ためのものですから、注意集中が途切れやすい、周囲の刺激で気が散ってしまう子どもに対して、環境調整が有効ならばぜひ取り組んであげてください。個別支援をしながら、見事に学級運営をされている先生に共通していることは、支援が必要な子どもだけでなく、他の子どもに対しても頑張っていることには目を向けること（ほめる）、本人や周囲にとって危険な行動に対してはきっぱりと対応すること（「叱ってはいけない」ということはありません）ができていることのように感じています。ただし、学級全体が落ち着かないときは、担任の先生ひとりに過度な要求をせずに、校内でのマンパワーのやりくりが必要となる

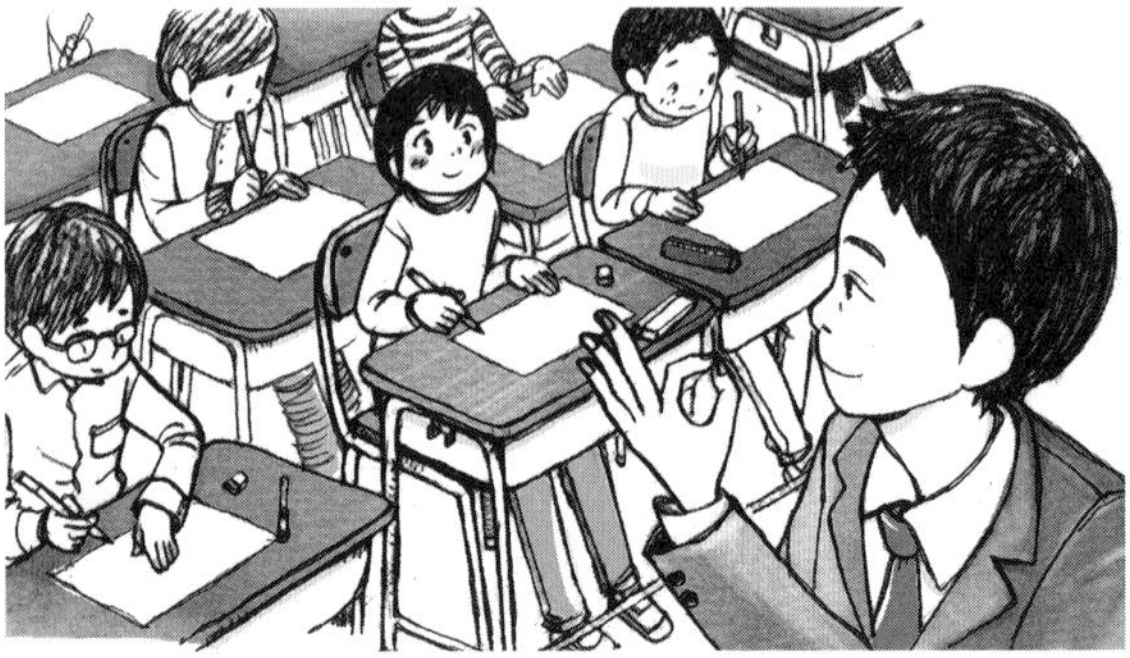

ことはあります。

　家庭においてはペアレントトレーニング（88ページ参照）などで本人特性に応じた工夫（片づけの工夫や指示の出し方など）を行うことが環境調整にあてはまります。表3－2に示した米国の心理学者であるバークレー先生の「ADHDの子どもを育てるときの10の方針」（バークレー、2000）が参考になります。[5] 環境調整の具体例としては、最小限の家庭内のルールを決めて徹底する、1日のスケジュールをパターン化する、余裕をもった計画を立てるなどがあります。学校のようにチャイム、校則などがないことから、ルールを決めるときには本人が納得できていることが大前提です。また、実行可能なものでないとすぐにルールがなし崩しとなってしまいますので、子どもが、そして親子が現実的にできることを設定する必要があります。

　これらの環境調整を学校や家庭で行う際には、人的・時間的余裕があるか、他の子ども（級友、きょうだい）への影響はどうかなども考えて、本人の困り感に沿って優先順位をつけて実行していってください。とくに、愛情あふれる親だからこそ一貫性を保ちにくかったり、がんばっている親だからこそ「許しを実行する」ことが難しかったりしがちです。前述したADHD治療薬が出たことにより、治療のフローチャートにおいても、「薬物療法の開始前に、まず環境調整を行うこと」

1. より素早いフィードバックと賞罰を示す
2. より頻繁にフィードバックする
3. ごほうびを目立たせる
4. 罰の前に努力目標を設定する
5. 一貫性を保つ
6. とやかく言わず行動する（口で言わずに具体的方策をとる）
7. 起こりうる問題を予測して、あらかじめ計画を練る
8. 障害であることをみとめる
9. 子どもの問題や障害を自分たち親のせいにしない
10. 寛大になる（子ども、そして自分への許しを実行する）

表3-2
ADHDの子どもを育てるときの10の方針
出典：R・バークレー著、海輪由香子訳（2000）『ADHDのすべて』VOICE

の重要度が増していますので、治療者、支援者とも相談しながら無理のない範囲内でよいので、早期からの環境調整を進めていってください。

行動療法は、環境調整と強く関連するものです。なぜなら、本人がとった行動には必ず理由があり、その理由には本人要因と環境要因が絡んでいるからです。行動療法の基本的なテクニックを表3-3にあげます。このなかで最も大切かつ有効なのは、正の強化、すなわち望ましい行動の結果としてごほうびが得られることです。このごほうびの典型は、物ではなく、「ほめ言葉」ですが、とくにがんばりを積み重ねることができたときには物のごほうびも有効です。

図3-2に例を出して説明します。このケースでは、本人要因として、じっとするのが苦手である、見えたり聞こえたりしたものに衝動的に反応してしまうなどがあります。環境要因としては、本人が食べ終わっているのに両親がまだ食事中である、まわりに気になる刺激が多い（レジの横のおもちゃもその1つ）、じっとできずに叱られてばかりであるなどがあります。

このときに行動療法では、「レストランで騒ぐ」という不適応行動そのものに注目するのではなく、その行動の前の状況やきっかけを変えられないか（これも環境調整といえます）、あるいは行動の後の対応を工夫できないかを考えるようにします。

テクニック	テクニックの具体的内容
正の強化	望ましい行動の結果としての報酬 / 特権
タイムアウト	望ましくない / 問題行動の結果としてのペナルティ
レスポンスコスト	望ましくない / 問題行動の結果としての報酬 / 特権のとりあげ
トークンエコノミー（学校・家庭にて）	正の強化とレスポンスコストの組み合わせ：行動の結果による報酬 / 特権の獲得または喪失

〈両親 / 養育者へのカウンセリング〉

・熟練したインストラクターによるペアレントトレーニングによって、問題行動や家族関係の悪化を理解し、行動変容のための技法を学び、改善していく
・子どもの家庭環境を構造化（＊注）し、注意集中できて、気が散らないようにしていく

＊注：構造化とは、表にあげられているテクニックを一貫性を持って行い、家庭や学校でのルールを明確化すること（⇒子どもが、「何が適切な行動なのか」が理解しやすくなり、身につきやすくなる）

表 3-3
効果的な行動療法
（AACAP Guideline Ver.2 を一部改変）

たとえば、まだ待つことが苦手なのだから、あまり待たなくてよいファーストフードやお寿司屋さんに行く、あるいはファミリーレストランのドリンクバーで動く機会を与え親が食べ終わるまでの時間を稼ぐなどが考えられます。

対応の工夫を考えるときには、「騒がない」という否定形ではなく、「〜できる」という肯定形で「同じような状況で本人に身につけてほしい行動（目標行動）」を事前に考えておいて本人と約束しておくことも必要です。その際に大切なことは、要求水準を上げすぎず、「この子がもうひとがんばりしてできる行動」を目標行動とすることです。そして、携帯型のゲームをしながら待つ、漫画を見ながら待つなどを目標としたら、多少ごそごそしていても待てていることに注目してほめるようにします。もちろん、最後まで待てたらさらなるごほうびとしておもちゃを買ってあげることも「正の強化」につながるでしょう。

なお、これらの行動療法のテクニックでは、まず行動アセスメントがしっかりできているかが大切です。子どもの激しい問題行動につい親もつられてカッとしてしまいがちですが、本人特性をふまえたうえで、少し引き気味で子どもの行動を冷静に観察していくようにしましょう。

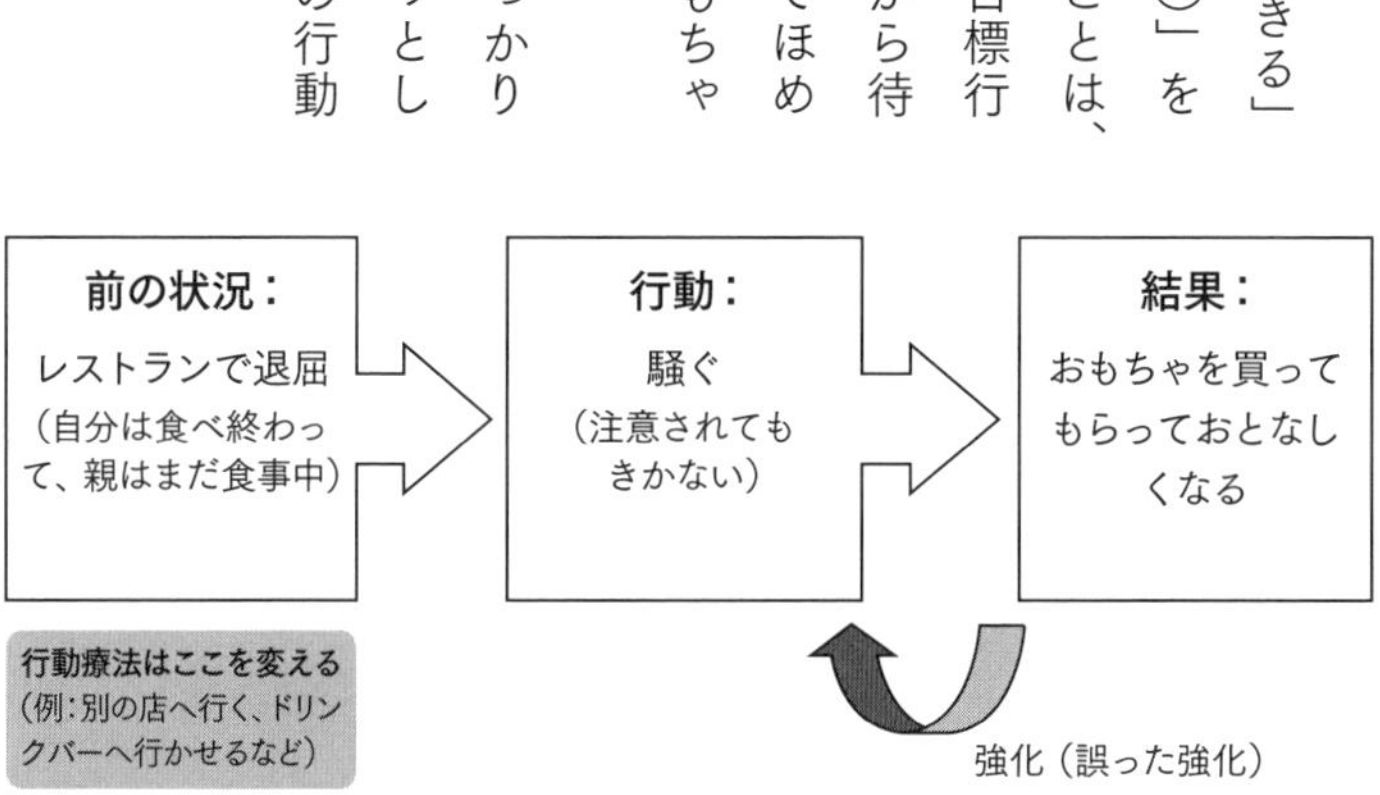
前の状況：
レストランで退屈
（自分は食べ終わって、親はまだ食事中）
行動：
騒ぐ
（注意されてもきかない）
結果：
おもちゃを買ってもらっておとなしくなる
行動療法はここを変える
（例：別の店へ行く、ドリンクバーへ行かせるなど）
強化（誤った強化）

例：小学校1年生の男の子、じっとすることが苦手

図3-2
行動の流れ

3 薬物療法

ＡＤＨＤ機能の全体的評価と環境調整

ＡＤＨＤの薬物療法を行う際に最も大切なことは、薬物療法をするときに、またはする前に必ず環境調整や心理社会的治療を行うということです。薬物療法単独の治療・支援というのはありえません。この点は非常に重要です。

それでは薬物療法を行う目安とはどのようなものでしょうか。小児期ＡＤＨＤにおける「子どもの注意欠如・多動性障害（ＡＤＨＤ）の診断・治療ガイドライン」[6]ではＧＡＦ値という数値を使用しています。ＧＡＦ*とはＤＳＭ－Ⅳ－ＴＲ[7]という精神疾患の診断基準で使用される「機能の全体的評価」で、ＧＡＦ値とは心理的、社会的、及び職業的機能について０～１００の点数をつけるもので、点数が低ければ低いほど機能障害が大きいことになります。

ガイドラインによると薬物療法の適応は①ＧＡＦ値が50以下、すなわち「持続的で重大な問題」が存在する場合には、積極的に薬物療法を検討し、あわせて心理社会的な治療・支援を組み合わせる、②ＧＡＦ値が51～60、すなわち「中等度

＊**ＧＡＦ**：ＤＳＭ－５ではＧＡＦの概念は廃止されたが、どのようなＡＤＨＤの子どもに薬物療法が必要であるのかをわかりやすく説明するためにここでは取り上げた。

の症状」が存在する場合には、心理社会的な治療をまず行ったうえで、不適応状態が数カ月間不変あるいは悪化するような場合には、薬物療法を検討する、③GAF値が61以上、すなわち「散発的・限局的問題」が存在する場合には、基本的に心理社会的な治療・支援のみで対応し、薬物療法は特殊なケースに対して例外的に実施するだけとする、となっています。

またガイドラインではGAFについて、「治療・支援法の選択に際して重要な指針となるため、必ずADHDの主症状と併存障害を合わせた全体像について評定し記入する」と明記されており、不注意、多動性―衝動性の中核症状だけではなく、併存障害に起因する機能不全も合わせた全体像を評価することの重要性について述べていますが、これは重要なポイントでしょう。

①の基準であるGAF値が50以下は臨床的にはどのような状況でしょうか？DSM-Ⅳ-TR[8]によるとGAF値の41〜50とは「重大な症状（例：自殺念慮、強迫的儀式が重症、しょっちゅう万引きする）、または、社会的、職業的、または学校の機能におけるなんらかの深刻な障害（例：友だちがいない、仕事が続かない）」と記載されています。

ADHDの中核症状である不注意から、学校での勉強や行事などでミスが多かったり、多動性から授業中動き回る、衝動性からクラスメートとの争いごとがたえないような場合を考えてみましょう。そのような問題行動をくりかえし、かつ期間が長引けば、友だちができにくかったり、セルフエスティームが低下したり、学校で不適応をおこし登校しづらくなります。また以上のような状況がさらに長く続き、適応障害やうつ状態、不安障害などを併存している子どもたちもいます。このような場合は積極的な薬物療法の適応でしょう。

②の基準であるGAF値が51～60とは、DSM-Ⅳ-TRによると「中等度の症状（例：感情が平板で、会話がまわりくどい、ときにパニック発作がある）、または、社会的、職業的、または学校の機能における中等度の困難（例：友だちが少ししかいない、仲間や仕事の同僚との葛藤）」と記載されています。

ADHDの症状が中等度の場合は、自分なりに工夫してなんとか学校生活を送っている子どもたちもいます。とくに不注意が中心のADHDの子どもの場合、多動性や衝動性が強い子どもに比べて、他人に迷惑をかけていないため、周囲からは目立ちにくいケースも多いです。しかしそのようなときも子ども自身は非常につらい学校生活を送っていて、たとえば細かいミスなどが多かったり、不適切な発言をしたりするため、周囲からは本来の実力よりかなり低めに評価されている可能性もあります。そのため子ども自身は居場所がないと感じていたり、友だちが少ないということもあります。

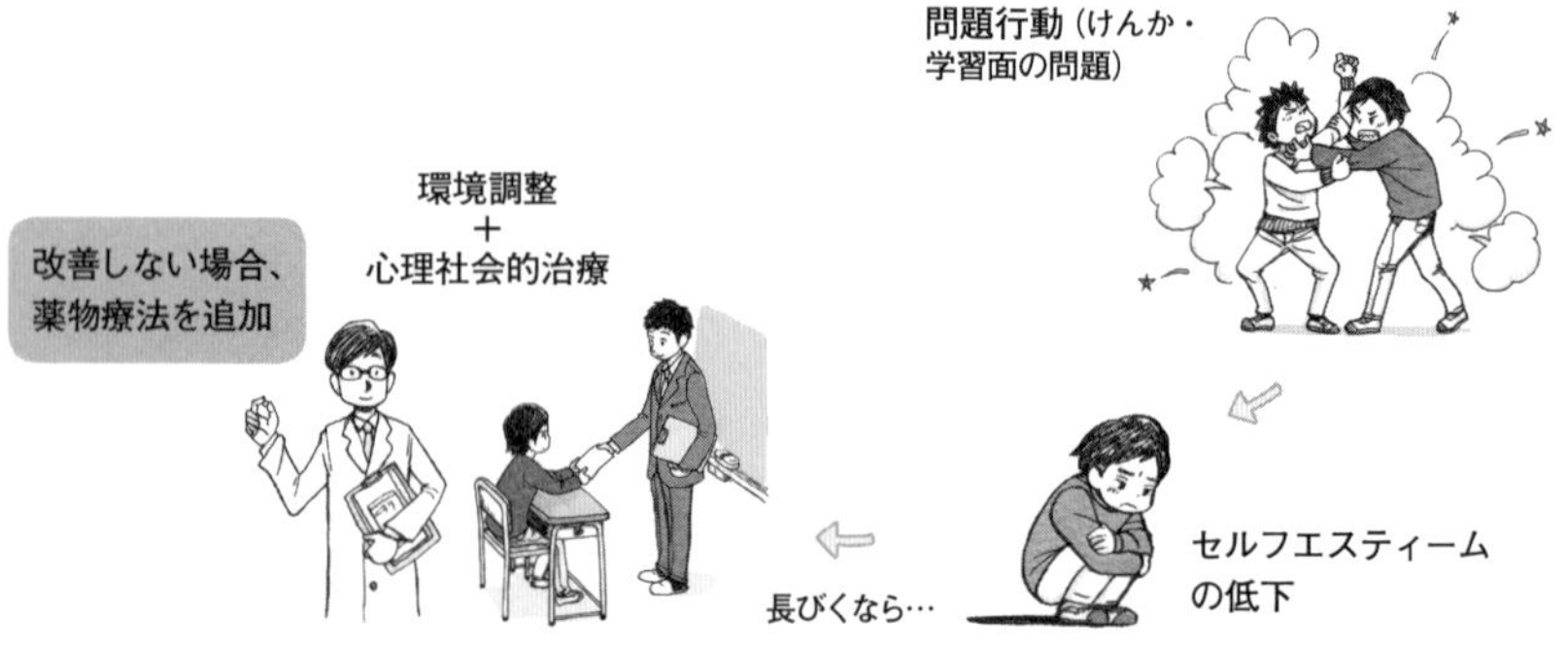

その場合はまずは、席を前の方にしてもらう、口頭指示などの聴覚情報だけではなく板書やプリントなど視覚情報を用いる、やるべきことをわかりやすい形で提示するなどの環境調整を行います。心理士などと連携し認知行動療法的なアプローチを行うのも効果的です。

数カ月それらの環境調整や心理社会的治療を継続し、改善点がいくつか見られ、本人のモチベーションがまずまずな場合はそのまま治療を続けましょう。しかし数カ月たっても改善が見られない場合や悪化する場合、また本人のモチベーションが下がってくるような場合は薬物療法を同時に行うことを考慮するべきです。

日本で使用できる治療薬

現在日本で使用可能なＡＤＨＤ治療薬はメチルフェニデートの徐放製剤であるコンサータ®と選択的ノルアドレナリン再取り込み阻害薬アトモキセチンの製剤であるストラテラ®のみです（図３‐３）。どちらの薬も、ＡＤＨＤの子どもたちがもっている脳内でのドーパミンやノルアドレナリンの働きの弱さ（第１章19ページを参照）を調整するため、ＡＤＨＤの症状がよくなると考えられています。

なお日本ではメチルフェニデートの短時間作用型製剤であるリタリン®はＡＤ

❶精神刺激薬

a. メチルフェニデート

リタリン®（短時間作用型製剤：日本では ADHD には処方できなくなった）

コンサータ®（リタリンの効果が持続するタイプ（徐放製剤）：効果発現は早い、2007年に ADHD の適応取得）

❷選択的ノルアドレナリン再取り込み阻害薬

a. アトモキセチン

ストラテラ®（効果発現は遅い：1日中効果が継続している印象がある。2009年6月発売）

図 3-3
ＡＤＨＤ治療薬

ＨＤの子どもには処方できません。ガイドライン[9]では第一選択薬としてコンサータ®またはストラテラ®のいずれかを選び有用性が十分であれば維持療法へ、有用性が不十分であれば第二選択薬として選択しなかった薬剤を用いるとあります。

以下に２つの薬について説明していきますが、どのようなＡＤＨＤの子どもに、どちらの薬が合うのかという指針は日本ではまだ発表されていません。よって筆者個人の経験から得た薬の使い方や印象もふくんでいます。しかし当然ながらＡＤＨＤであるといっても、子どもは一人ひとり効き方や副作用の出現の仕方も違います。よって医師から十分に効果や副作用の説明をしてもらうことは大切です。

❶コンサータ®

１日１回朝食後だけ服用するタイプの薬です。効果がある子どもは飲んだその日からＡＤＨＤの中核症状になんらかの改善が見られることが多い、効果の現れ方が非常に早い薬です。子どもによって違いはありますが、服用してから約12時間程度効果が続くので、学校生活に改善が見られることが多いです。

飲み始めや増量したときに副作用として胃の不快感や食欲不振が見られることがあります。なるべく副作用がでないようにコンサータ®は少量から服用し、時間をかけてゆっくり増やしていきます。食欲不振は昼食（給食）に多いため、１

日の総カロリー量を落とさないために帰宅した後いつもより多めにおやつを食べてもらう、夕食を多めにするなどの対応が必要です。また学校が休みの日は、薬を休むこともよいでしょう。食欲不振が見られても1〜2週間で自然におさまることが多いですが、元々消化器症状がでやすい子どもや食欲不振が続く場合は消化剤をコンサータ®と一緒に服用してもらうこともあります。それらを行ってもまだ食欲不振が続く場合は子どもの成長に影響する可能性も考え、薬を減らすか変更するか担当の医師と相談しましょう。

たとえば学校が休みの日に起きるのが遅くなり、服用時間が遅くなると夜寝られなくなることがありますからその場合は服用しないようにしましょう。

副作用がでない場合やでても消失した場合は、よく効果がでるまでその子どもに合った量（至適用量）までゆっくり増量していきます。

❷ストラテラ®

1日2回、通常は朝食後と夕食後に服用するタイプの薬です。効果があると感じるまでに4週間〜8週間程度かかる効果の現れ方が非常に遅い薬です。効果が現れれば1日を通して効果があるため、夜の宿題や朝・夜などの生活の改善も期待できることが多いです。コンサータ®と同様に胃部不快感や食欲低下が見られることが多く、同じような対応をとります。量が多くなると眠気を訴える子どももいるので、朝食後の薬の量は夕食後より少なめがよいかもしれません。

ストラテラ®は体重によって服用を開始する量や維持する量が決まっているため、子どもの体重を正しく医師に伝えましょう。副作用がでない場合やでても消失した場合は、体重で決まっている量は超えないようにしながら、よく効果がでるまでその子どもに合った量（至適用量）までゆっくり増量していきます。

❸薬の中止について

どちらの薬も副作用が続く場合や重い副作用がでれば当然ながら中止するべきです。副作用が気にならない程度で、効果があった場合、学校や家庭での生活が改善するまではしばらくは継続するべきです。しかしいつ薬を中止するのかについては明確な指針はありません。個人的には環境調整や心理社会的治療の効果が出てくれば、夏休みなどの長期の休みを使い中止してみるべきだと思っています。大切なことは、薬物療法はあくまでその子どもの社会的な適応がよくなるまでの1つの手段だということです。

4 心理療法

ＡＤＨＤの子どもたちはその特性から、幼少期より日常場面で何かとトラブルの中心にいることが多く、よくも悪くも目立つ存在になりがちです。自らの衝動性や注意の問題をコントロールすることができず、頭ではよくわかっているのに同じ失敗をくりかえし、うっかり他者に迷惑をかけ、結局どこへ行っても笑われたり叱られたりする機会が他の子より多いのです。

こんな調子で毎日を過ごしていると、誰でもおもしろくありません。そして失敗をくりかえしていると、チャレンジする気力がなくなります。学習性無力感といって、がんばってもがんばってもちっとも課題が達成できない状況に置かれると、努力が無駄であることを学んでしまうのです。「どうせうまくできないんだ」「どうせ嫌われてるんだ」「どうせ叱られるんだ」＝「だったらはじめから努力しても無駄だ」という図式が成り立つのに、それほど時間はかからないでしょう。

がんばった結果が失敗で、さらにそれを笑われて恥をかき、逆に何かするたびに叱られたとしたら、どうでしょうか？　周囲に対して反抗的な気持ちや、警戒心を重ねていっても不思議ではないでしょう。子どもも大人も、自分に批判的な人の指示に喜んで従おうとはしないものです。

反抗的な態度は周囲からの非難や批判を強め、それに対抗してますます人のいやがることをするようになるかもしれません。トラブルメーカーとして知られるようになると、もはや後に引けなくなった子どもは、周囲の期待通りに問題をおこし続けるでしょう。ある子は攻撃性やいらだちを外に向け、ある子は失敗への不安や疎外感から内へ閉じこもろうとするかもしれません。このように偏った経験は、人格形成や社会性の発達、また潜在能力の発揮にも影響を及ぼすことになるのです。

心理療法は、そのような大きな事態におちいった子どもたちへの対応、あるいは、そうならないように、幼少期からの予防的支援のなかで、臨床心理の専門家によって用いられるものです。

子どもは成長の過程で、さまざまな発達課題をクリアしながら自分を知り、他者を知り、社会を知り、思春期を経て確固たる自己像を形成していきます。できあがった大人とは違って、子どもというのは発達的に変化するものですから、心理面へのアプローチもその発達段階に応じてターゲットや方略を変えていく必要があります。

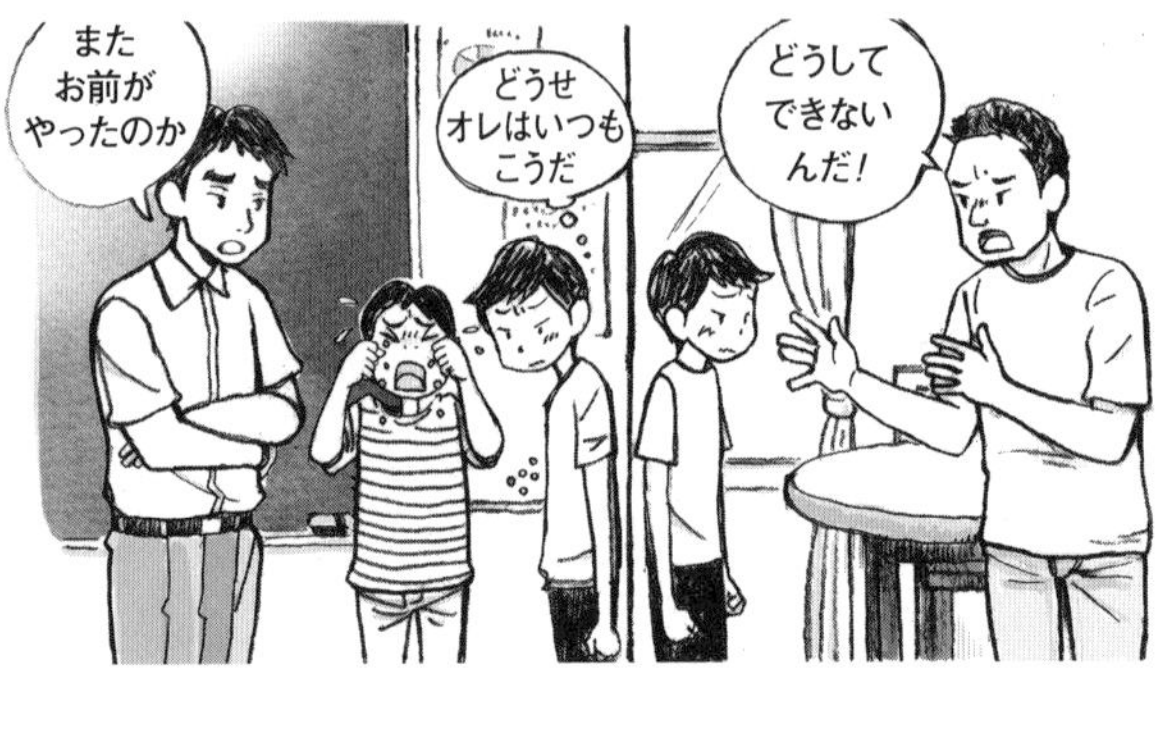
どうして
できない
んだ!
どうせ
オレはいつも
こうだ
また
お前が
やったのか

〈幼児期〉

ＡＤＨＤの幼児期は、まだまだセルフコントロールが期待できない段階です。衝動のおもむくまま、頭よりも手や口や足が先に動いてしまうので、多動の激しいタイプでは、いっときも目を離すことができません。何度いって聞かせても同じことをします。ダメといわれればいわれるほどくりかえし、集団からは逸脱しがちで、いつもお母さんや先生を困らせるでしょう。「理解力が低いのか？　育て方が悪いのか？　対応の仕方が間違っているのか？」と大人は自分を責め、思い通りにいかない子どもにイライラします。日頃から小言が多くなり、ときには感情的に叱りつけ、子どもはますますいうことを聞かなくなるでしょう。

セラピストの介入としては、このような段階では母親や先生の支援に重点を置く方が効果的です。とくに１日の大半を一緒に過ごす母親に対して、意味不明に見える子どもの行動の謎を解き、ＡＤＨＤをふくめたその子の特性をよく理解して、うまくいく対応法を見つける手助けをしていくことです。ここでは、ＡＤＨＤの特性に関する専門的な知識や、対応法のレパートリーを提示できることがセラピストに求められます。情緒的なベースとなる親子関係や家庭生活が安定してくると、問題行動も少しずつ落ち着いてきます。

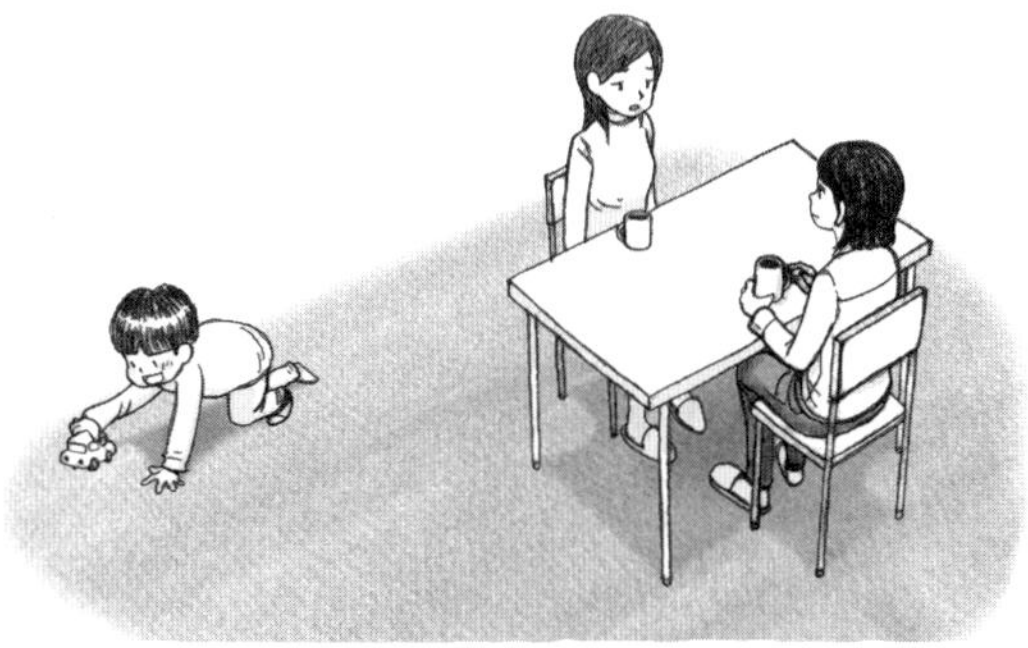

子ども自身には感覚統合訓練（１１１ページ参照）や小グループでの活動など、ある程度の規制があるなかで、身体感覚や体験を通して学ぶタイプの療育が適しています。多動や衝動性を落ち着かせるためにプレイセラピーを勧められることがありますが、発達障害による行動の問題に見合ったやり方をしなければ、効果は見込めません。

大切なのは、表立った問題がない時期でも、定期的に過程を追っておくことです。１カ月、３カ月、半年ごとであっても、その子がどのように発達しているか、現在の環境はどんなようすか、社会生活をうまく送っているか、母親の疲労度はどの程度か、現段階での課題はどこにあるか、そういったことを継続的に把握しておくことで、いざというときに効果的な介入が可能となります。

また、母親というのはいつでも何かしら不安に思うものです。次の相談日が約束されていること自体が１つの安心材料でもあり、その日まではとがんばることができるのです。

〈児童期〉

児童期の子どもの課題は、第一に対人関係の構築と維持にあります。幼児期とは違って、子どもの社会は家族から友だち同士の世界へと拡大していきます。そこでの経験が自己効力感*を生み、信頼関係や集団への帰属感を生んでいくのです。

ＡＤＨＤの子は、基本的に人が好きでサービス精神も旺盛です。一緒にいて楽しく、おもしろい子が多いでしょう。しかしながら、その特性による派手な言動が、周囲とのトラブルを招くことも多いのです。たいていの子どもは、トラブルや失敗を通して自らの行動を省み、修正していくのですが、ＡＤＨＤではセルフ・フィードバック*に問題のある子が多く、またワーキングメモリ*が弱いために、ついさっきした失敗も忘れてしまうので、また同じことをくりかえします。いつも叱責や批判を浴びて終わることになるため、うまくできた経験を積み重ねることができません。

そこで、通常、社会性がぐんと伸びるこの時期の子どもには、問題行動を修正して適応行動を学んでいくためのソーシャルスキル・トレーニング（Social Skills Training 99ページ参照）や個別での行動療法が効果的です。ここでは、自分の行動を客観的に眺めて「気づく」ことや、人の行動を見てそれを取り入れることを学び、実践を通して「うまくいった」という成功体験や「自分はできる」という自己効力感、有能感を得ることが期待できます。

子どもは成功体験が重なると、失敗も受け入れるようになります。それでも自分には「できる」ことがあるからです。そしてこの経験こそ、次にやって来る嵐

＊**自己効力感**：ある課題を自分の力で成し遂げられるという予期、確信のこと。「自分にはできるだろう」「やればできそうだ」という信念。

＊**セルフ・フィードバック**：44ページ参照。

＊**ワーキングメモリ**：42ページ参照。

の時代、思春期を乗り切る大きな力になるのです。

〈思春期〉

むじゃきで陽気な児童期も後半にさしかかると、多くの子どもは、次第にナーバスになり、大人に対して反抗的で自分の主張にこだわるようになります。ＡＤＨＤの子どもは児童期に十分な有能感を経験できなかったり、周囲との穏やかな関係性を築くことができなかったりした子が多いため、ただでさえ苦しいこの時期を乗り切ることができず、問題が大きくなってくる可能性が高いのです。

ＡＤＨＤでは情緒的に幼い子が多いので、思春期の問題は、まず周囲の反応が変化することから始まるようです。トラブルがあってもいままでのように正面から反応してくれなくなり、しらけた目で避けられたり、陰口をたたかれるようになります。このようなことが続くと、ようやく「自分は人と違うのではないか？」「なぜ自分はこうなんだろう？」と考え始めます。

しかしいまから改善したいと思っても、これまでうまくいった経験が少なく、まわりの子が先に大人になっていくなかでは、どんなにがんばっても思うようにはいきません。本人の空回りと周囲の拒絶的態度は悪循環を生み、挫折感、孤立感、そして周囲への怒りや社会不安につながっていきます。

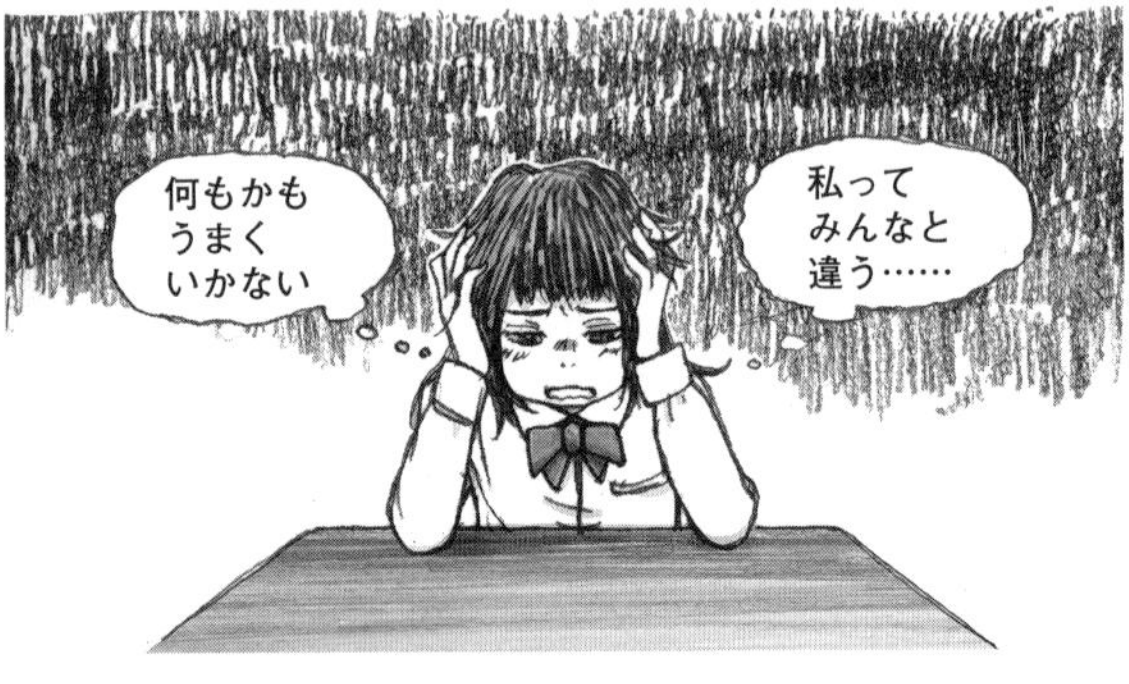
私ってみんなと違う……
何もかもうまくいかない

この時期の対応は、セラピストにとっても大変難しいものです。小さい頃から継続的にかかわっていたとしても、思春期の彼らにとっては常識を振りかざす世間の大人のひとりでもあるからです。心の深い部分に介入されることを嫌い、ちょっとした助言も以前のようには聞き入れなくなるでしょう。言葉数は少なくなり、いらだちをぶつけてくることが増え、道理に合わない理屈を展開したり、面倒なことから逃避するようになるかもしれません。

ここでのセラピストの役割は、その姿をそのまま受け入れることです。無理に近づこうとせず、彼らの求めるように距離をとって、もがきながら成長する姿を見守るしかありません。もちろん社会的に許されない行為には断固とした対応が必要ですが、まずはセラピストの存在が「どのような自分でも受け入れ、好きでいてくれる」という、安定した居場所として機能することです。基本的な信頼関係ができていれば、たとえいったんは離れたとしてもまた戻ることができます。

ひとりの大人としてはもどかしい思いをすることもありますが、思春期のカウンセリングはひとまず一歩下がって、子ども自身の意志や決断を尊重し後押しするような形へ関係性を変化させていくことがポイントになるでしょう。ただし、助けがいるときにはいつでも介入できるように、常に状況を把握してスタンバイしておくことが大切です。

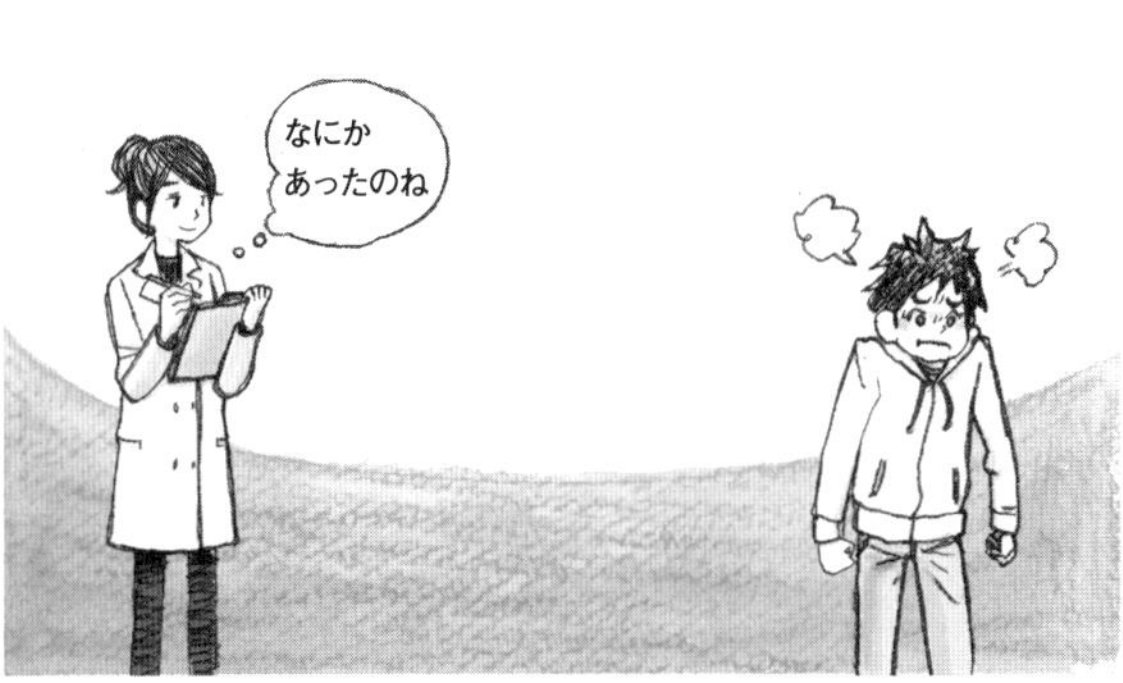

以上のように、ＡＤＨＤをもつ子どもたちの問題は、その成長とともに変化していきますから、発達的側面をよく理解しながら、その時期に応じたスタンスでかかわっていく必要があります。その場しのぎの対応でなく、将来を長期的に見据えて、親子のニーズに沿った支援を提供していきたいものです。

5　専門プログラムからのヒント

❶ペアレントトレーニング（通称ペアトレ）

ペアトレでは同じ悩みをもつ親が集まり、行動療法理論にもとづいて子どもの行動を観察し、好ましい行動に注目してほめることから出発して、子どもの適応行動を増やすとともに、不適応行動を減らしていきます。親子のやりとりもスムーズになるので、親のストレスを減らすこともできるプログラムです。

国内のガイドラインでは、「困難例に行う」とされていますが、米国、英国、カナダなどでは治療の基本として強く推奨されており、エビデンスが確立された治療法という位置づけとなっています。国内でも、医療機関だけなく、保健や福祉などさまざまな機関において徐々に行われるところが増えてきており、早期における発達障害支援の方法として自治体全体で取り組む地域もでてきています。

【概要】

ガイドラインで紹介されているＵＣＬＡ（米国カリフォルニア大学ロサンゼルス校）のシンシア・ウイッタムらによって行われているプログラムの日本版を説明します。

対象は、ＡＤＨＤなど発達障害のある小学生の親6～8組です。毎回90分ほどのグループセッションをテーマを決めて計10回行います（表3-4）。スタッフは、会を進行するインストラクター（ファシリテーターともいいます）、書記兼サブリーダーの2名は必要です。

家族心理教育*と異なる点は、グループで行うこと、学習するだけでなくロールプレイなどの練習もすること、宿題（ホームワーク）として自宅でもやってくることです。つまり、セッションの場で学習し、練習し、自宅で実践して身につけていくのです。指示の出し方などのテクニックの習得も大切なことですが、子どもの行動を冷静に観察し、好ましい行動を見つけてほめること、さらに好ましい行動がでやすいように環境調整できるようになってもらうためのプログラムです。

＊**家族心理教育**：疾病や障害をもつ当事者の家族に対して、当事者の疾病や障害の一般的な特徴や症状の成り立ち、経過などについての正しい情報と知識を伝えること。専門家が一方的に伝えるのではなく、心理面に配慮しながら、必要に応じてグループ（家族教室など）で行われることもある。

表 3-4　ペアレントトレーニングの 10 回のセッション例

第○期グループ予定表

〈H.W. は宿題〉

第 1 回　ミニ講義「発達障害とペアトレ」
プログラム全体のオリエンテーション
自己紹介・子ども紹介
〈H.W.1：状況ー子どもの行動ー対応ーその結果どうなったかシート〉

第 2 回　子どもの行動の観察と理解【ロールプレイ①】
〈H.W.2：ほめた行動ーどうほめたかシート〉

第 3 回　子どもの行動へのよい注目の仕方
〈H.W.3：行動の３つのタイプ分けシート〉

第 4 回　親子タイムと上手なほめ方
〈H.W.4：親子タイムのある夏休み〉

第 5 回　前半ふりかえりセッションと学校との連携《対応テスト》
〈H.W.5：親子タイム〉

第 6 回　子どもが達成しやすい指示の出し方【ロールプレイ②】
〈H.W.6：指示ー子どもの反応ー次にどうしたかシート＆親子タイム〉

第 7 回　上手な無視の仕方（ほめるために待つ）【ロールプレイ③】
〈H.W.7：無視した行動ーどう無視したかシート＆親子タイム〉

第 8 回　トークンシステム（ご褒美）とリミットセッティング（限界設定）
〈H.W.8：トークン表作り／限界設定シート〉

第 9 回　ほめかた、無視の仕方、タイムアウトのまとめ【ロールプレイ④】
〈H.W.9：トークン表／タイムアウトシート、ほめた行動ーどうほめたかシート【再】〉

第 10 回　学校との連携
全体のまとめとこれからのこと

スペシャル回　修了式と修了パーティ（子どもも参加）

【1回の流れ】

各回のセッションは、まずウォーミングアップとして「よいところ探し」を行い、子どものちょっとよかったエピソードを披露し合います。続いて、前回ホームワークの報告と賞賛、次にその回の内容を学習して、必要に応じてロールプレイで練習したりします。そして、次回までのホームワークとして習ったことを自宅で実践してもらうようにお願いします。話しやすく、質問しやすい雰囲気、そして何よりもひとりのメンバーが話しているときには、スタッフはもちろん、他のメンバーもしっかり聴いて共感していくこと、できたときには一緒に喜ぶことが大切です。

【全体の流れ】

全10回のうち、前半5回までは徹底した行動観察を行い、行動の流れ〈前の状況→行動→対応・結果〉の記録や3つのタイプ分け（表3－5）を練習します。「子どもの行動やその背景にあるものを理解して、事前の環境調整をしたり、小さながんばりにも目を向けることで、好ましい行動をほめることができるようになること」が前半の目標です。

それによって、図3－4にあるように、親子関係の悪循環〈叱る⇔やる気をな

好ましい行動〈増やしたい行動〉	好ましくない行動〈減らしたい行動〉	許しがたい問題行動〈すぐ止めるべき行動〉
ほめる よい注目を与える すぐ、具体的に ときにはごほうび（トークン）で強化	**無視** 余計な注目をしない 冷静に、中立的に（拒絶ではない） 必ずほめることと併用	**リミットセッティング** 警告→タイムアウト きっぱりと、一環して 身体的罰は与えない 終了したら水に流す

表3-5 行動の３つのタイプ分けとその対応法

＊これらは、子どもに自分の行動がよくないことを気づかせ、正しい行動が何かを具体的に身につけさせるための方法

図 3-4　親子関係の悪循環からプラスの関係へ

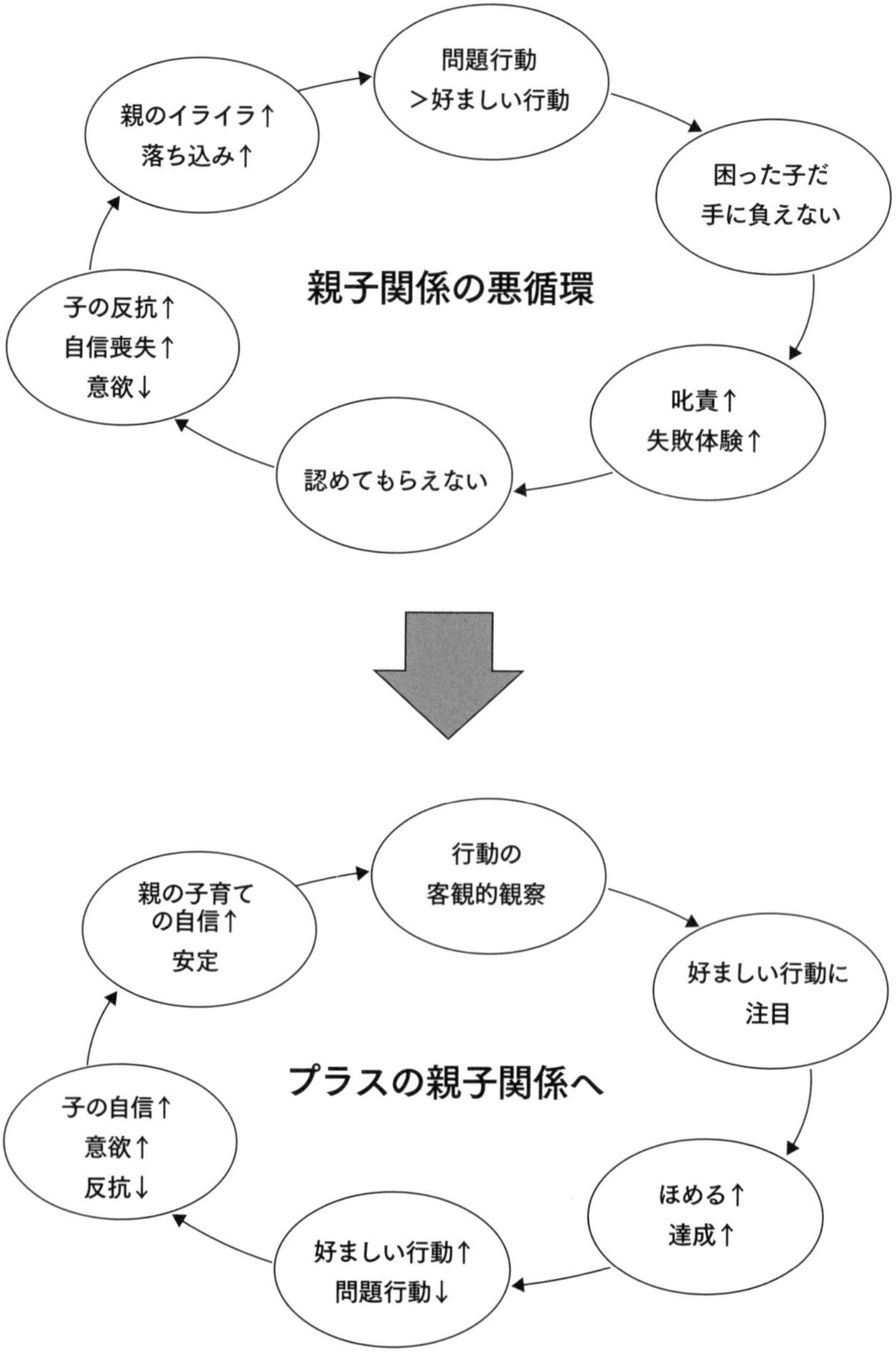

くす、反抗する〉から、プラスの関係〈ほめる⇔がんばる〉に変わっていくことが大切で、このような変化によって後半からの指示や無視（ほめるために待つ）などのテクニックがスムーズにできるようになります。

【具体的内容】

図3‐5に指示の出し方、無視（ほめるために待つ）、そしてタイムアウトまでの流れを示しました。指示を出すときには、切り替えが苦手な子どもに配慮して、必ず予告として、指示内容を事前に伝えるとともに、何分後かに実行することを約束しておくことが大切です。この予告を「実行できる約束」とするためには、本人の特性に応じた工夫、すなわち目を合わせる、時間を時計で確認させる、指示内容を復唱させる、そして本人が納得できている、それらを予告の時点で押さえておく必要があります。そして約束の時間になったら、CCQ*（おだやかに、近くで、静かに）で指示を出すこと、すぐに指示通りしなくても、イライラせずにCCQを続けること、口答えしながらでも指示に従い始めたら、好ましい行動に目を向けてほめるようにします。「4分の1ルール」として、「やってほしいことの半分のそのまた半分でもできたらほめよう」という姿勢も大切です。

無視については、放ったらかしではなく、本人の好ましくない行動についての

＊**CCQ**：C＝Calm　おだやかに（母親自身が穏やかに）、C＝Close 近づいて（子どもにもう少し近づいて）、Q＝Quiet 静かに（声のトーンを抑えて静かに）指示を出すようにするというUCLAのペアレントトレーニングのキーワード。

図 3-5　指示の出し方からタイムアウトまでの流れ

1.　**指示**〈注意をひいて予告、視線を合わせて、短くわかりやすく、きっぱりと〉

⇩　→指示通りの行動できれば**ほめる**

2.　できなければ

繰り返し指示〈CCQ ー穏やかに、近くで、落ちていた声ー忘れずに〉

⇩　→指示に従えば**ほめる**

3.　できなければ

無視して待つ（ほめるために待つ）

⇩　→指示に従えば**ほめる**

4.　できなければ

警告（イエローカード）〈具体的に、警告は1回だけ〉

⇩　→警告に従えば**ほめる**

5.　警告に従わなければ

タイムアウト（レッドカード）〈ペナルティはきっぱり、短く〉

＊ほめる時は、タイミングよく、感情こめて、行動を具体的にほめる
＊指示は何回も出す必要があることを予想しておく

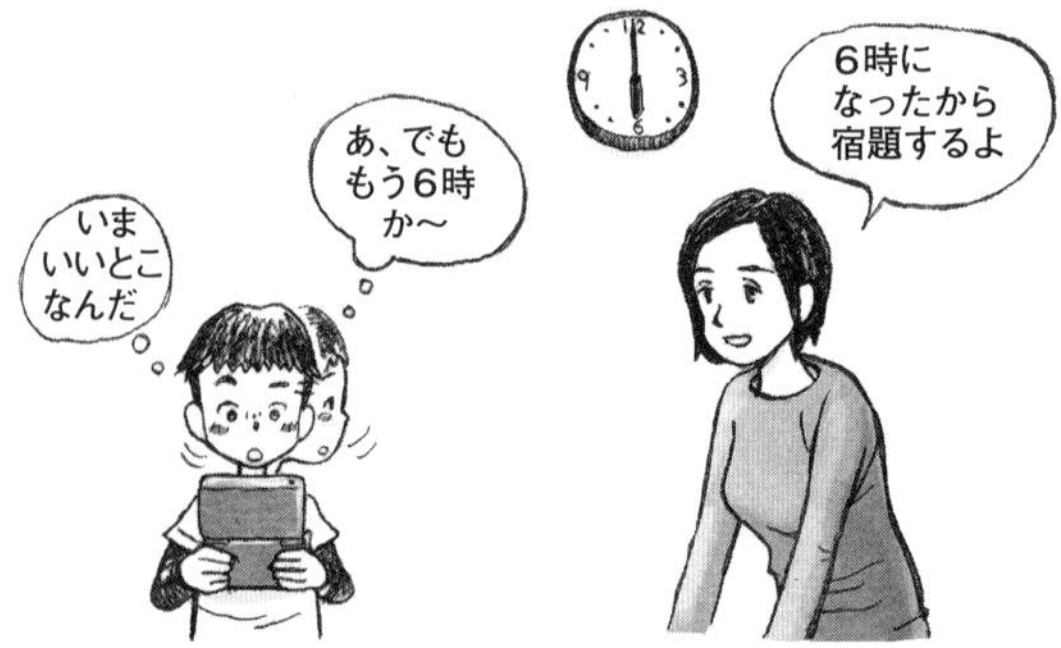
いま
いいとこ
なんだ
あ、でも
もう6時
か〜
6時に
なったから
宿題するよ

み注目を外しながら、好ましい行動がでるまで粘り強く待って、少しでも好ましい行動がでてきたらほめるという、いわば「ほめるために待つ」テクニックであることを間違えないようにしてください。

この無視のテクニックがうまくいくようになると、それまでは親子のバトルになっていたような状態が、待つことでほめることのできる状態に変わってくるわけですから、日常生活での親子のやりとりが格段に楽になります。ただし、このテクニックがうまくいくには、親子の「ほめる―ほめられる関係」が定着している、家庭内に納得できるルールがある、親がほめ上手である、子どもがほめられる行動が何かわかっていることが必要です。なお、ペアトレについてさらに詳しく知りたい方は成書を参考としてください*。

また、ペアトレに参加していなくても、このような行動療法的なかかわりを親が身につけていくことは大切ですが、ペアトレの前半3カ月の時期に相当する「ほめることに専念する」時期を短い期間であってももつことは必要です。単に「ほめ上手」になるのではなく、「観察上手」にもなって、子どもの行動観察にもとづくプラスの声かけができるようになることが大切です。本人なりのがんばり、小さな成長に目が向けられるようになることが、ペアトレの目標なのです。

ペアトレの参考書籍

❶シンシア・ウイッタム著、中田洋二郎ら訳（2002）『読んで学べるＡＤＨＤのペアレントトレーニング』明石書店

❷岩坂英巳ら編著（2012）『困っている子をほめて育てるペアレント・トレーニングガイドブック』じほう

❸上林靖子監修（2009）『発達障害のペアレント・トレーニング実践マニュアル』中央法規出版

❹井上雅彦監修（2012）『子育てが楽しくなる５つの魔法』アスペ・エルデの会

❺岩坂英巳ら編著（2004）『ＡＤ／ＨＤのペアレント・トレーニングガイドブック』じほう

❻大隈紘子ら監修（2005）『ＡＤ／ＨＤをもつ子どものお母さんの学習室』二瓶社

❼齊藤万比古ら編（2006）『改訂版　注意欠陥／多動性障害 -AD/HD- の診断・治療ガイドライン』じほう

【実施の際の留意点】

1. 参加時にはモチベーションをしっかりもてるようにします。そのためには、いまの困った状態が子どものわがままや親の養育の失敗によるものではないこと、二次障害が本人の経過に悪影響を与えてしまうこと、このペアトレでかかわり方のツボをおさえることが二次障害の予防につながることなどを最初の回に確認します。
2. 前半で焦りがちなときには、行動観察とほめることを続けながらプログラムをこなしていけば、効果がじわじわとでてきて、子どものできることが増えて、気になる問題行動が減ってくることを伝えるようにします。
3. インストラクターに教えられるばかりではなく、他のメンバーの意見も参考にしながら、自発的に取り組んで成功体験を積んでいくという、一緒に進んでいく姿勢を保つようにします。
4. 母親がほめることが苦手である、子どもが学校など家庭外の問題も抱えているため不適応行動がなかなか減らないなど他のメンバーとの差が見られるときには、その親子なりの目標を設定し直すようにします。ホームワークが十分にできなくても自分を責めなくてもよいことを伝えます。
5. 子どもをほめるだけでなく、自分もほめる、子どもの失敗に寛大になるだけでなく、自分の失敗も許すようになることを目指します。

以上のような配慮点は、ペアトレに限らず、心理社会的治療を行う際に共通することでしょう。

❷ティーチャートレーニング（Teacher Training：通称ＴＴ）

ＴＴは、ペアトレの学校版です。親ではなく、担任である教員が「気になる児童生徒」をひとり対象として、ペアトレに準じたプログラムをグループで受けるものです。まれに1対1の関係もありますが、多くは気になる子どものまわりに級友がいて、その子と教員とのやりとりを見ています。したがって、その子とまわりの子との関係、さらに学級作りにもかかわってきますので、インストラクターはペアトレのノウハウを学び、かつ学校の事情のわかる教員が行う方がやりやすいと思います。

ただ、ＴＴのグループを実際に行えているところはまだ少なく、むしろＴＴの研修などを通して、特別な支援が必要な子どもの行動とその対処法を学んで、日頃の実践に生かす教員の方が多くなっています。

【内容と留意点】

対象となる気になる子どもにとって、がんばっていると思う行動をほめられることが大切です。「学級の他の子どもから『えこひいき』と苦情がでないか」という質問がよく聞かれますが、ＴＴを実践する教員は、他の子どものよいところにも目を向けてほめるようになるので、問題とはなりません。むしろ、「一人ひとりのがんばりを認め合う」という学級経営にプラスになることもあるほどです。

無視（ほめるために待つ）については、他の子どもがいるために減らしたい行動を無視しきれないこともでてくるので、頻繁には使えません。しかし、好ましい行動を学級のルールとしても再確認できますし、子ども自身が自分の行動を振り返ってコントロールできることにつながるので、頻度は少なくてもぜひトライしてください。

なお、ＴＴを行うときは、ペアトレと同様に、「困っているのは子どもである」「教員である自分の指導法が悪いわけではなく、かかわりのツボが狭い子どもである」「ＴＴという行動療法にもとづくプログラムを続けることで子どもの行動が改善していく」と動機づけをもつことです。

これは、グループで行うときに限らず、特別な支援が必要な子どもとの個別かかわりにＴＴを利用するときも同様です。元々教員は子どもの観察上手、ほめ上手な方が多いのですが、ベテラン教員の場合、「〇年生だからこれくらいできないと」と、どうしてもできないところが目についてしまいがちです。そのような教員の迷いを否定することなく、行動療法や発達障害という新たな概念をこれまでの教育指導にプラスしてもらう姿勢が大切です。教員と学級の子どもたちとの信頼関係、そして子どもたちがお互いに理解し合っていることが必要です。ペアトレと同様に、子どもの行動を変えたければ、まず自分の行動を変えることが大切です。

❸ソーシャルスキルトレーニング（SST）

【概要】

ソーシャルスキルは、他者とのかかわりのなかで学習し、磨きがかけられるものですが、ADHDなど発達障害のある子どもたちの多くが、スキルを学ぶ段階でつまづいたり、正しいスキルを知っていても上手に日常生活に生かせないことがあります。

ソーシャルスキルトレーニング（SST）は、まわり（社会）と上手くかかわっていくために必要なスキルを身につけるためのプログラムです。近年では、大学や療育機関のみならず、学校などの教育現場でも広まりつつあります。支援学級

や通級指導教室などの少人数の場面だけではなく、クラス全体に対してＳＳＴが行われているところもあります。＊

【奈良教育大版ＳＳＴの対象と目標】

小学校高学年（４年〜６年）のＡＤＨＤなどの発達障害のある児童を対象に「ワザをうまく使って、友だちと楽しく遊ぼう！」をテーマとして、「イライラしてもイライラとした気持ちをコントロールしながら、自分の意見をことばで主張し友だちとうまく遊び続けることができるようになること」をセッションの最終目標としてプログラムを実施しています。

【奈良教育大学版ＳＳＴの流れ】

奈良教育大学版のＳＳＴでは、１年間10回を１クールとしています。１クールのＳＳＴに参加する児童は６〜８名にしており、スタッフは、ＳＳＴの進行にあたるリーダー、及び補佐役のコリーダー、子どもたちのようすを即座に評価するジャッジマンと子どもたちへの個別の支援を行ったり、ロールプレイをするなどのスタッフがおり、学生もふくめると毎回10名前後のスタッフでＳＳＴを運営しています。学習タイムリーダーは臨床発達心理士、遊びタイムリーダーは作業療

＊ＳＳＴ参考図書

❶落合由香、石川聡美、竹林由佳著、西岡有香編（2012）『こんなときどうする ?!　友だちと仲よくすごすためのスキルアップワーク−発達障害のある子へのソーシャルスキルトレーニング（SST）』明治図書出版

❷ＬＤ発達相続センターかながわ（2010）『あたまと心で考えよう SST（ソーシャルスキルトレーニング）』かもがわ出版

❸ＮＰＯ星槎教育研究所（2009）『クラスで育てるソーシャルスキル』日本標準

❹河村茂雄、品田笑子ほか編（2007、2008）『いま子どもたちに育てたい学級ソーシャルスキル』図書文化社

❺佐藤正二、佐藤容子編（2006）『学校における SST 実践ガイド』金剛出版

❻瀧本優子、吉田悦規編（2011）『わかりやすい発達障がい・知的障がいの SST 実践マニュアル』中央法規出版

❼岩坂英巳監修（2010）『学齢期の SST』（DVD）星屑倶楽部／中島映像教材出版

法士、親プログラムは児童精神科医師または作業療法士、スタッフでもある現役の学校教員などが担当しています。

本SSTは1回を約90分とし、学習タイム（50分）、遊びタイム（40分）の2つに分けています。まず、学習タイムで、ワザ（ソーシャルスキル）を学び、その後の遊びタイムで習ったワザを実際に使って楽しく遊びます。また、学習タイムと同時に親プログラムを実施し、保護者へ、今日の学習内容のポイントや自宅や学校で実践してもらうチャレンジ（宿題）について説明しています。

学習タイムの終了後には子どもたちへ宿題を出し、①学習した&遊んだワザを家族と学校（担任教員）へ伝え、②自宅や学校などの日常生活場面で実践し、③自分の実践を振り返って感想等をワークシートに記入する④次回のSSTにて報告するという流れになっています。

【主なプログラム内容】

全10回のプログラムを大きく3期に分け、

第1期（1回から3回）：適切なスキルの必要性を知り、場面を読む力をつける

第2期（4回から6回）：遊びの始め方を学ぶ

第3期（7回から9回）：遊びの続け方を学ぶ

友だちとうまく遊ぶためのワザを段階をふんで身につけていけるように年間の計画を立てています（表3－6参照）。

❶ 学習タイムの流れ

学習タイムは、以下のような流れで行います。

①チャレンジ報告（保護者も同席）：前回の学習内容のチャレンジ（宿題）をスタッフと確認後、みんなの前で発表します。がんばってきたことを、たくさんほめてもらったり、認めてもらう大切な場です。

②ウォーミングアップ（保護者も同席）：作業療法士が担当します。〝今日のスキルが学びやすいよう〟に身体を軽く動かしたりしてコンディションを整えます。このあと、保護者は、親プログラムへ移動します。

③ルールの確認：SSTでのルールについて毎回確認をします。ルールをしっかりと守ってSSTに参加するごとに、ポイントがもらえるシステムになっています（図3－6）。

④導入：今日の学習スキルを確認し、動機づけを行います。

⑤モデリング：スタッフによる失敗例を見て、子どもたちによりよい対応方法を考えてもらい、〝どうしたらよかったのか〟意見をまとめていきます。

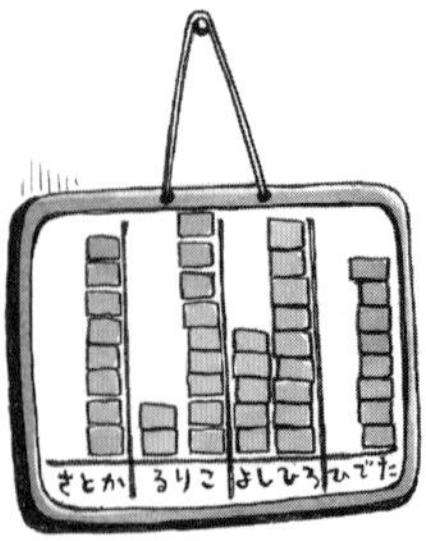

- ルールをしっかり守ったら**1ポイント獲得**
- ルールを破ったら**1ポイント没収**
- 学習タイムでがんばったら**2ポイント獲得**

- **イエローカード**
  リーダーの指示や注意を5カウント内に守らない。
- **レッドカード**
  けがをする危険なことをわざとする。
  イエローカードが3枚になる。
  タイムアウトコーナーに3分

図3-6 ポイント制とルール

表 3-6　奈良教育大学版 SST 年間計画（全 10 回）

	学習タイム	遊びタイム	親プログラム
①	ルール説明・自己紹介	からだを思いっきり使う	オリエンテーション
②	場面や表情を読む	相手の動きをしっかり見る	場面を見て先を読む
③	行動の結果を予測する	相手の動きを感じる	遊びタイムのねらい(*)
④	上手に誘う	大人を誘って遊びにチャレンジ	遊びの始め方
⑤	理由をたずねる	ペアで相談しながら合わせて Go	遊びの続け方
⑥	やり方を教えてもらう	ペアで大人に尋ねる	学校との連携
⑦	ほめる	相手の運動を言葉でサポートする	身体感覚と対人スキル(*)
⑧	怒りのコントロール	自分も動きながら相手をサポート	衝動コントロール
⑨	断って意見を言う	ペアで共同作業にチャレンジ	学習タイムの見学
⑩	まとめ	卒業式（共同作業にチャレンジ）	フィードバック

(*) 親プログラムのうち、作業療法士担当のプログラム

⑥ロールプレイ：子どもたちが前に出てきて、みんなで考えたよりよい対応方法（ポイント）を使って実際にチャレンジ（演じて）してみます。

⑦ワークシート記入：今日のポイントについて再確認します。

⑧次回までのチャレンジ（宿題）の説明

❷親プログラム

ＳＳＴで学んだスキルを、日常生活に般化*させるには、家庭や学校との連携が不可欠です。保護者に対しては、「親プログラム」を通して、家庭での子どものようすを聞きながら、本人へのかかわり方やスキルの引き出し方等について、具体的に提言しています。

また、親プログラムを作業療法士や教員をしているスタッフが担当することもあり、「感覚統合面に配慮した家庭での取り組みについて」「小学校高学年時に大切にしたい遊びや運動について」「学校との連携について」等のテーマで保護者と情報交換を行います。

❸あそびタイム

学習タイムでスキルを学んだ後、スキルの般化を促す目的で集団遊び（あそび

＊般化：習ったことをＳＳＴ場面だけでなく、実際の日常生活でも使えるようにしていくこと。般化ができることで、スキルが身について、達成感から自己肯定感も向上するようになる。

タイム）を行います。日常、友だちとうまくかかわれない子どもたちが、あそびタイムを通して、友だちと遊ぶ喜びや成功を体験し、スキル獲得の意欲を育むことも重要な目的であり、大きな目標です。次の①②が、ＳＳＴにおけるあそびタイムの特徴です。

①学習タイムで学んだスキルを遊びのなかで実践すること

学習タイムで学んだスキルが使えるように、活動やルールを設定しています。チーム対抗の場合は、「強さ」「速さ」ばかりでなく、「スキルを上手に使えたか」が勝敗のポイントとなるようルールや得点方式を設定しています。また、スキルの使用が「義務的な課題」ではなく、友だちとの交流のために自ら使いたくなる「手段」となるよう、遊びのなかで自らスキルを用いる必要がでるような設定を心がけています。

②友だちと遊ぶ喜びや楽しさを体感すること

発達障害のある子どもは、感覚面や運動面、認知や注意機能の特性ゆえに、それまでの友だちとの交流の成功体験が少なくなりがちです。感覚過敏などがあると、友だちとの遊びが不快な感覚体験になる場合があります。また、力やスピードの加減、眼球運動等の苦手さがあると、友だちとの身体を通したかかわりにおいて失敗が多くなりがちです。あそびタイムでは、このような個々の特性を考慮

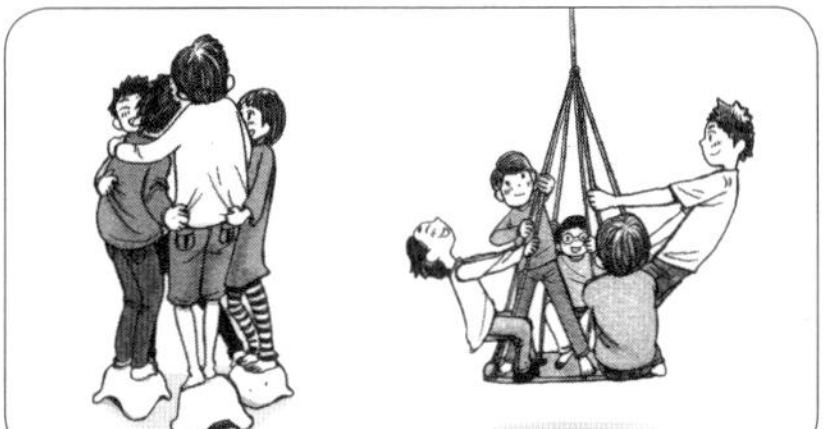

図 3-7
あそびタイム活動例
①みんなで山登り

狭い空間に工夫して数人一緒にブロックやブランコに乗り、５秒間止まっていられたら成功。

しながら、「友だちとの交流の成功体験」ができるよう、感覚統合的な視点も生かして、活動を立案しています。図３－７に２つ、あそびタイムの活動例をあげました。

　メリハリのある感覚をしっかり感じた方が、動きの調節がしやすくなる子どもであれば、友だちと一緒に運ぶ物を重たくするなど固有受容覚《こゆうじゅようかく》（筋肉、関節の動きの感覚）を明確にした方が協力しやすくなります。スピードの調節が苦手な子どもなら、「開始・停止」を合わせるゲーム等、ペースを合わせるポイントを明確化することで、相手に合わせようと努力するようすが見られます。

　４～５人程度のグループでは空気を読みづらい子どもでも、注意の負荷を軽減した「ペア（２人）」や「トリオ（３人）」の活動から導入していくと、友だちに注意を向けて表情や行動を読みとって、思いやるようすが見られたりします。このように、友だちとの自然な遊びのなかで、ソーシャルスキルの土台となる相手の動きに合わせた、身体を使ったコミュニケーションの力を育んでいけるよう、プログラムを考案しています。

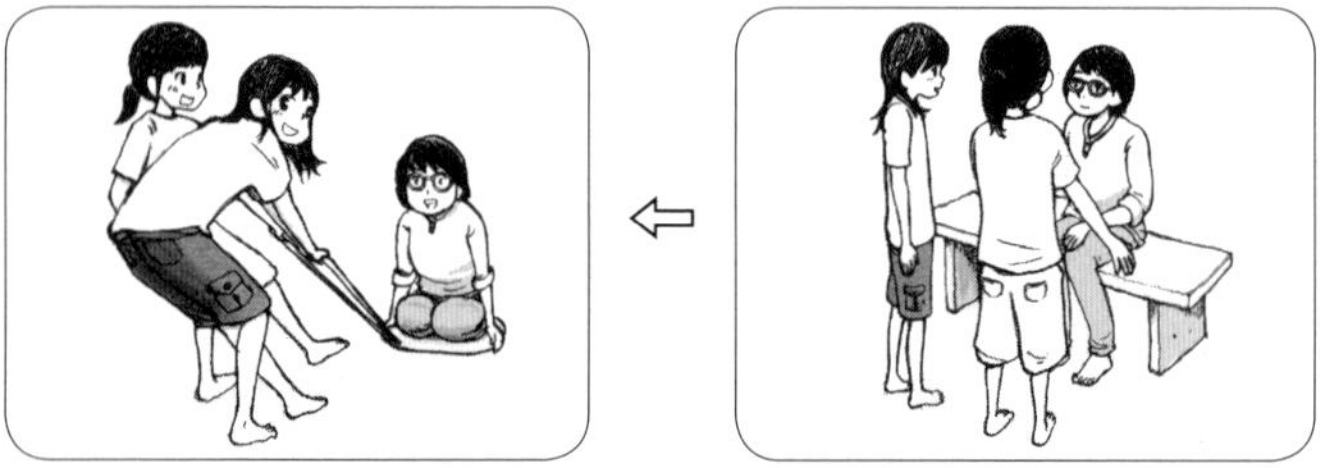

図 3-7 あそびタイム活動例 ②人力車

遊びのなかで学習タイムで習った「誘う」スキルを実践。

誘ったお客を人力車に乗せて子ども同士協力してコースをまわる。

❹ おわりの会—ポジティブフィードバック—

各回の最後の「おわりの会」では、子ども一人ひとりに対し、スタッフがコメントを発表しています。担当スタッフは、その回のセッションで子どもが「がんばっていたところ、よかったところ」について、具体的なコメントをします。（例：『今日は、学習タイムにある「断る」のロールプレイでは、相手の顔を見て、はっきりと断ることができていました。よかったですよ。あそびタイムではお友だちの手をしっかり繋いで支えてあげていました。優しくて素敵だなと思いました』等）。学習タイム・あそびタイム共に、その日のよい行動を具体的にほめてもらうことが、子どもたちの、よい行動の強化、さらにはセルフエスティームの向上にもつながっていくと考えられます。

❺ 学校との連携

ＳＳＴの通年プログラムのあいだに、保護者と本人の了承の上、対象児の通う学校に訪問を行っています。ソーシャルスキルを身につけていくためには、家族だけではなく、子どもたちが多くの時間を過ごす学校の支援や理解が欠かせません。訪問時には、学習時間及び中休みや掃除時間など子どもたちが友だちとふれ合いながら過ごす時間帯の行動観察を行うとともに、教員から学校でのようすや課題となっている部分等について聞き取り、相互連携を図っています。また、ＳＴの説明や日常生活での般化を促進するための宿題への協力依頼も同時に行っています。

事例２　感覚過敏があるＣ君

Ｃ君は、「不意に人に触れたり、肩がぶつかったりすると、不機嫌になる」「突然聞こえてくる工事の機械音や、ドアの開閉音で、イライラしてしまう」など、触覚や聴覚の感覚過敏がありました。このように、予期せぬ刺激には不快な反応を示す一方で、「自ら肩を組む」「がんばったあとハグしてもらう」「楽しいとき友だちと大声で笑い合う」など、自らの行為による他者とのスキンシップやかかわりは好きなようすでした。

あそびタイムでは、このようなＣ君の感覚特性に配慮して、２〜３名程度の小チーム編成で、身体を使って互いに協力し合う活動を盛り込みました。たとえば、「高いところに友だちと協力して登るために、相手をかつぐ」「狭い遊具の上にみんな登れるように、肩を抱き合う」などです。

課題に対し、チームで力を合わせて成功できたときは、スタッフが肩を抱き寄せてほめてあげたり、友だち同士でハイタッチをするなど、メリハリのあるスキンシップをとっていきました。このように本人の特性に配慮しつつ、達成感の持てる遊びのなかで、C君は、人と体が触れ合っても、心地よく感じるようで、回を重ねるごとに、友だちとも穏やかに接することができるようになりました。ＳＳＴ卒業後も、学校において友だちと穏やかに過ごせることが増え、最高学年6年生として、部団長や委員会活動などもがんばり、ほめられる機会が増えたとのことでした。

事例3　空気を読むことが難しかったD君

学校ではトラブルメーカーで有名で、問題ごとが起きると毎回のようにD君がかかわっているといわれる状態でした。しかし、トラブルのなかにはまったく関係のない問題に〝首を突っ込んでいる〟ことも多々あり、学校から「周囲のようすを判断したり、相手の気持ちを推測することが苦手」と指摘を受けていました。

現在まで、病院等への受診歴はないものの、学校から大学でのプログラムを紹介され、Ｄ君自身もトラブルや失敗をなくしたいという思いがあり、参加に至りました。

学校では通級指導教室へも通っており、学校訪問の際には、担任教員に加えて通級指導教員にも同席してもらいケース会議をもちました。学校とＳＳＴのようすを共有することで、「衝動的に動いてしまうために頭ごなしにまわりは叱ってしまいがち」であること、ソーシャルスキルを身につけていくと同時に「本人のセルフエスティームを高めていく」必要があるとの共通理解をもつことができました。

ＳＳＴ参加当初は、他の子どもたちと新たな関係を築くなかで、どうしたらいいのかわからず戸惑っているようなようすも見られたＤ君も、回数を重ねて慣れてくると、場面や状況を考えない発言などで他の子とのトラブルも見られるようになってきました。ＳＳＴのセッション中にトラブルが起きたときには、スタッフが本人とともにトラブルの原因を振り返り、どうしたらよかったのかを確認しながら、できるだけ本人ができていたことをほめる・認める声かけをていねいに積み重ねていきました。

また、学校でもＳＳＴで習ったスキルが活用できている際には先生が即座にほめてくれることで、先生にもクラスメイトにも認めてもらえる機会が増え、少しずつではあるが、トラブルが減って、セルフエスティームも高まってきているとのことです。

6 感覚統合療法

ＡＤＨＤ児の行動特性の１つである「多動」の背景には、さまざまな脳機能の問題が存在します。ガニザデフ[10]はＡＤＨＤ児に感覚情報処理過程の問題があること（触覚防衛、バランスの問題など）を指摘しています。感覚統合（Sensory Integration：ＳＩ）の視点をもつことで「多動」という行動にはいくつかの異なる背景があることがわかります。感覚統合の視点から、ＡＤＨＤ児の行動を観察し、仮説を立てることで、個々の行動背景に応じた具体的なアプローチを行うことが可能となります。今回は、事例を紹介しながら、具体的なアプローチを説明します。

1）感覚統合とは

発達障害児に対する感覚統合理論の実践と研究は、１９６０年代からアメリカ

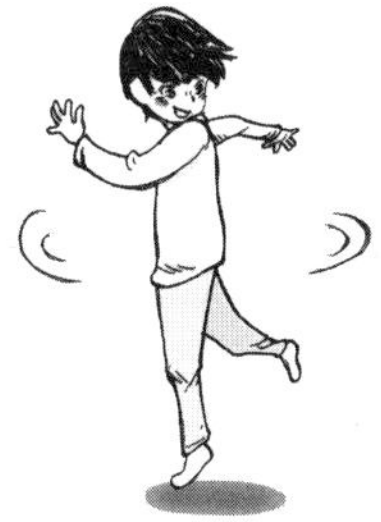

前庭覚を入力する動きの一例

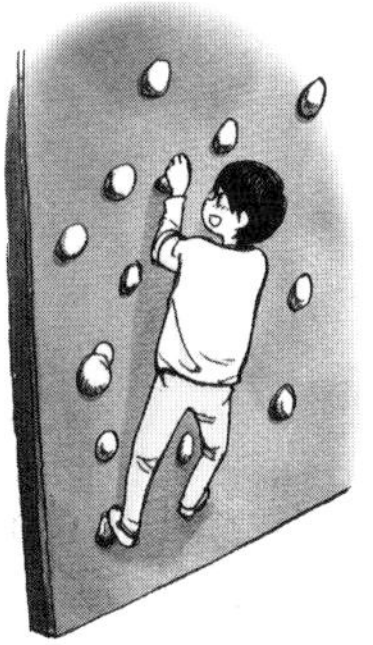

固有受容覚を入力できる遊びの一例

のA・ジーン・エアーズを中心とした作業療法士（Occupational Therapist）によって始まりました。感覚統合理論では、視覚、聴覚、触覚、嗅覚、味覚という五感に、固有受容覚《こゆうじゅようかく》（筋肉、関節の動きの感覚）と前庭覚《ぜんていかく》（重力や加速度を感じる感覚）を加えており、行動、情緒、社会的発達を脳における感覚間の統合という視点でとらえています。感覚統合の視点をもつことでＡＤＨＤ児の行動背景が理解できることがあります。

エアーズは「Therapy should be fun.（セラピーは楽しくなくちゃ）」と述べています。感覚統合療法は「活動」が外的動機づけにもとづいてやらされる「訓練」ではなく、子どもが楽しくて主体的に挑戦してみたいと思える、内的動機づけにもとづいた「遊び」となるように介入しています。内的動機づけにもとづいた「遊び」での成功体験のなかで子どもは「自信」をつけていきます（発達障害のある子どもはこの成功体験が少ないため自信をなくしていることが多い）。

そのためには、活動が子どもにとって簡単すぎず難しすぎない「Just right challenge（ちょうどよいレベルの挑戦）」となる必要があり、作業療法士は、個々の子どもの感覚面、心理面等の特性をアセスメントする一方、子どもが行う活動の特性も分析しています。

2）感覚調整障害とＡＤＨＤ

感覚調整障害とは、「身体や環境からの感覚入力に対しての低反応（広義の鈍感さ）もしくは過剰反応（広義の過敏さ）を示すこと」と定義されています。[11] ヒルトン[12]らは感覚調整障害と多動、不注意、不安、攻撃性との関連を報告しています。ダン[13]は、感覚調整障害を表３‐７のような４つのタイプに分類しています。

「反応性が高い人」は「低登録」と「感覚探求」の２つの異なるタイプに分類できます。低登録の人は、感覚刺激が脳へ届きにくいため、覚醒が低く「ボーッとしている子」という印象をもたれます。感覚探求の人は、刺激をたくさん入力することで、覚醒レベルを高める行動をするため、まわりからは「激しい子」という印象を受けます。それぞれ、「不注意」「多動」に見えることもしばしばです。

「反応性が低い人」は「感覚過敏」と「感覚回避」の２つのタイプに分類できます。最近では、「過反応」とまとめられることもあり[14]、感覚刺激に対する過剰反応が特徴です。さまざまな刺激にすぐに反応したり、感覚入力が混乱し覚醒や不安が一気に高まり、攻撃的になったり、逃避行動になることもあり、それらの行動が、「多動」「衝動」「不注意」と見られることもしばしばです。

反応性	行動反応／自己調整ストラテジー	
	受動的	**能動的**
高い	**低登録**（Low Registration） 感覚刺激に対する無視もしくは低い反応性を示す。 例）呼んでも振り向かない、痛みを訴えない等	**感覚探求**（Sensation Seeking） 感覚刺激を感じにくく、不足している感覚を追い求める対処行動をとる。 例）グルグル回り続ける、人や物を触りたい、粗い行動等
低い	**感覚過敏**（Sensitvity） 感覚刺激が過剰となる。刺激に対する混乱、刺激の選別の困難、感覚刺激への不快を示す。 例）掃除機の音や服のタグでイライラする等	**感覚回避**（Sensation Avoiding） 感覚刺激が過剰となるため、刺激から遠ざかる対処行動をとる。 例）不快な音がいやで、音楽室に入らない。人に当たると不快なので全校集会には行かない等

表 3-7 感覚調整障害の４つのタイプ

事例４　多動でじっとしているのが難しいＥ君（８歳）

【観察】

授業中は、着席することができず、教室内を走り回る・飛び跳ねる、教室移動はいつも猛スピードで走り、友だちと一緒に歩くことが難しいようすでした。個別の作業療法場面でも、室内を走り回り、ブランコに乗ると作業療法士に対して強く揺することを求めました。揺れている途中でも体を動かすのでブランコから何度も落ちるのですが、落ちたときも笑顔で落下を楽しんでいるようにも見えました（★イラスト１）。

【原因仮説】

前庭覚を過剰に入力しようとする行為（前庭覚の感覚探究）が多動となって現れていると考えました。また、自分が動いているという情報がフィードバックされにくく、結果として猛スピードで動いてしまうと考えました。

【治療計画】

①前庭覚の感覚欲求を満たす、②前庭覚のＯＮ／ＯＦＦ（「動」と「静」）が明確な活動の提供、③前庭覚を細やかに感じ分ける必要がある活動の提供、

★イラスト１

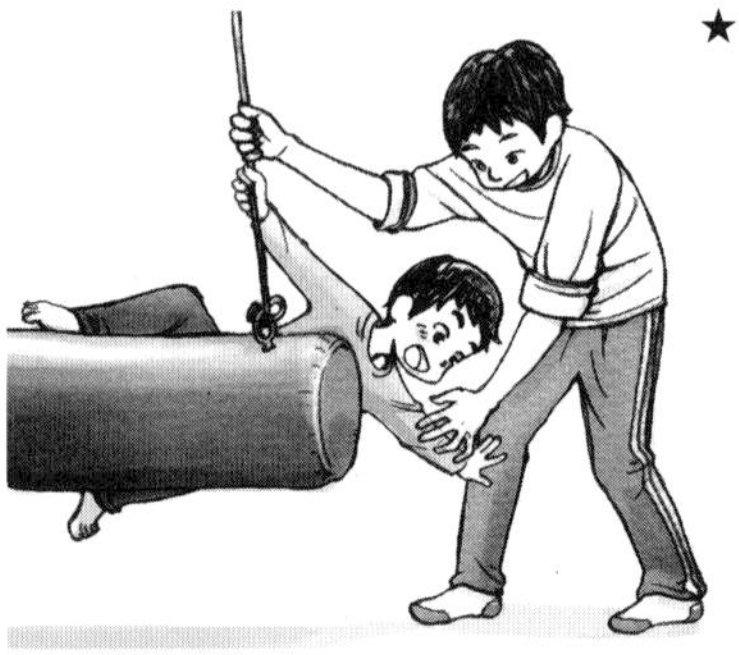

これらの3つの段階を通して、前庭覚の弁別能力*を細やかにしていきます。

【治療経過】

まず、ブランコを激しくこぐ・トランポリンを力いっぱい跳ぶなど、前庭覚を豊かに感じられる活動を行いました。20分程度続けると、感覚欲求が満たされたようで、次第に動きは落ち着いてきました。

次に、「動」と「静」の違いを明確に感じるために、大きく揺れているブランコを止める活動や、トランポリンから地面に置かれたフラフープ内に跳ぶ活動を行いました。「静」の感覚がわかると、着地時に身体をピタッと止めることができてきました。

さらに、ゆっくり動く、慎重に動く、傾きや動きの違いを細やかに感じることを目的に、「平均台渡り」「揺れるはしご（★イラスト2）」「頭の上におもりを乗せて運ぶ」といった活動を行いました。

経過と共に、前庭覚を通して自分の動きを感じ取れるようになり、学校でも友だちと一緒に歩けるようになるなど、行動が落ち着いてきました。

【学校・家庭で】

作業療法士は問題行動の解決方法として、E君の「前庭覚を感じたい」という感覚欲求にマッチした学校で行いやすい活動を考えます。たとえば、授

***弁別能力**：強さや種類の違いを感じ分ける能力。

★イラスト2

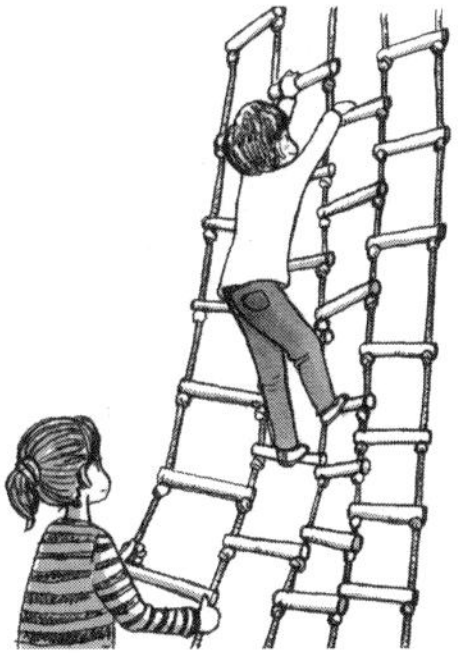

業前は縄跳び、ランニングなど、授業中はプリント集め係、黒板消し係、席移動を多くするなど目的別に「動く活動」を取り入れます。集団活動では、前庭覚の「動」と「静」がはっきりした、だるまさんが転んだ、などの活動から始めるのもよいでしょう。

事例5　刺激に反応しすぎて衝動的に行動するF君、7歳

【観察】

いつもテンションが高く、目に入ったもの、音にすぐに反応し、じっと席に座っておくことができません。人がたくさんいる場所、広い場所ではとくに落ち着きがなくなり、急に大声を出したり、どこかへ逃げてしまいます。少し身体がふれただけで怒り、他の子に暴力を振るうこともありますが、反面スキンシップを好み、他者にギュッと抱きしめられることを求めます。

個別の作業療法場面でも、見えた遊具をすぐに触りに行き、いくつもの遊具を転々とし、1つの遊具に長く取り組めません。ブランコなど揺れる遊具にはふれるだけで乗ろうとはしません。

【原因仮説】

視覚、聴覚、嗅覚、触覚の感覚刺激がたくさん入力され、変化が大きいと「この刺激はなんだろう」と探索的に感じる前に、情動的に反応（混乱、逃避、攻撃）しています。その行動が衝動、多動、不注意となっていると考えました。

【治療計画】

感覚の過反応に対しては、情動反応を抑制し自律神経系を安定させる役割がある圧迫や固有受容覚の刺激を提供します。また、触覚の過反応に対しては、探索活動を通して、原始系（触ったときに情動的に反応する）よりも探索系（触ったときに「なんだろう?」と探る）を優位に働かせるようにしていきます。

【治療経過】

セラピーボールと作業療法士のあいだにF君を挟み圧迫（★イラスト3）するとF君は「もっとやって」と何度も要求してきました。また、ぶら下がり・よじ登りなどの固有受容覚が強く入力される活動も行いました。

また、ジャングルジム、ロッククライミングなどで「この辺りかな」と手足で探索できるようになってからは、情動的に反応することが減り、多動も落ち着いてきました。

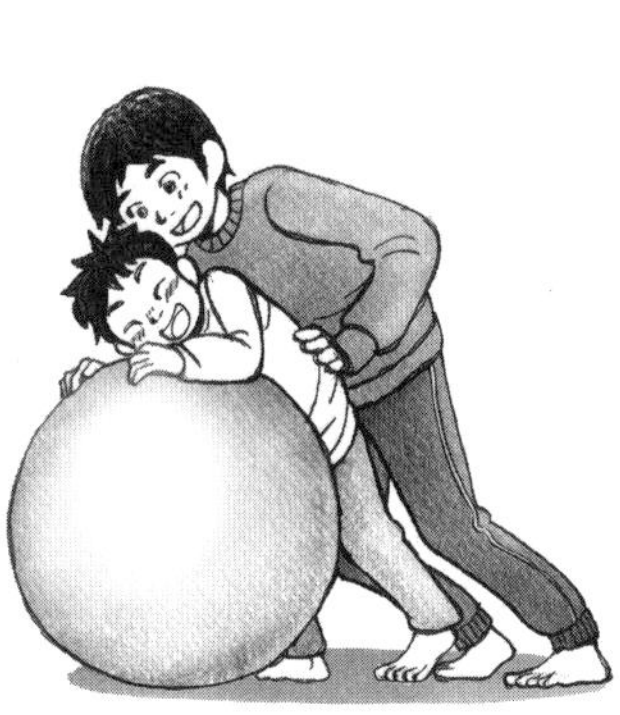

★イラスト3

【学校・家庭で】

学校や家庭では、過反応の原因となる感覚刺激を減らしたり、情緒的安定をもたらす感覚刺激を増やしたりする配慮が大切です。アンダーソン[15]は、蛍光灯の種類を明るくしすぎない、視覚刺激を制限するための斜面台、教師の長い髪やモビールなど、揺れるものを視野に入れない（以上視覚）、椅子にテニスボールをつける、スピーカーに布をかぶせる（以上聴覚）、ごみ箱、トイレ、給食室の近くに席を配置しない（以上嗅覚）、毛布にくるまる、布団の下敷きになる、プールに入る、ダンボールハウスに入る（以上、圧迫による安定）などを紹介しています。

他にも、ぞうきんがけや給食の食材を運ぶ動きなど、固有受容覚（筋肉、関節の動きの感覚）がしっかり感じられる活動を多くすると落ち着けると思われます。

なお、家庭や学校で行える活動においても、子どもが「楽しい」と思えることが大前提です。子どもが「拒否的」な場合には、違う活動に変える必要があります。

3）発達性協調運動障害とＡＤＨＤ

ワテンベルグら[16]は、ＡＤＨＤ児の55％に発達性協調運動障害が併存することを報告しています。ＡＤＨＤのタイプ別では、不注意優勢型で64％、混合型で59％、多動衝動優勢型で11％に運動の問題が存在すると述べています。また、岩永ら[17]はＡＤＨＤ児に対して日本版ミラー幼児発達スクリーニング検査を行い、「片足立ち」と「線上歩行」のスコアがとくに低いことを報告しています。

これらの研究から、ＡＤＨＤ児は、姿勢を保持したり、四肢を協調して動かしたりすることが苦手な場合が多いものと考えられます。

臨床場面でも、姿勢の問題、運動の不器用さを主訴に来院されるＡＤＨＤ児が多く見られ、感覚統合療法を用い、姿勢反応、協調運動の問題が改善してくるにつれて、行動の問題が軽減することが多くあります。

このように多くのＡＤＨＤ児の行動背景には感覚統合の問題が存在するものと考えられます。ソーシャルスキルトレーニング（ＳＳＴ）（99ページ参照）などＡＤＨＤ児に対する他のアプローチと感覚統合療法とを組み合わせることでより効果的なアプローチが行えるのではないかと考えます。

第４章

学校や家庭でできる支援

1　連携

発達障害、とくにＡＤＨＤではその脳の機能障害が、「生活の障害」としてできますので、本人の生活場面で問題となる行動の軽減と適応行動の定着のために、連携が欠かせません。田中はその著書（２００１）のなかで、連携を以下のように述べています。[1]

「『連携』とは、子どもをとりまくすべての関係者が、できるだけ情報を共有し、全員で悩み、苦しみながらも前進することです。この励ましあいのなかで、『子ども理解と具体的な対応策』を見つけ出したいと願っています。」

米国では、医療が学校にかかわるときには、Intervention（介入）という言葉がよく使われるのですが、日本では連携のことをCoordinationあるいはCooperationと訳すことが多く、対等な関係で協力し合うというニュアンスが強いようです。重要なことは、「子ども理解」と「具体的な対応策」であり、そのためには関係者間が本人と保護者の了解のもとに、必要な情報については共有していくことが連携の第一歩となります。

最近2件、残念なことがありました。1つは、学校側から、「A君（筆者が主治医です）のことで相談の場をもってほしい」という依頼があったため、「保護者の了解のもとにお会いしますので、ひと声かけてから来てください」とお願いしたところ、翌日になって「保護者には内緒で相談したいので、今回はやめておく」と連絡があったことです。

もう1つは、保護者と本人から専門プログラムへの参加申し込みがあったのですが、直前になって「参加前のアンケートに担任にお願いするものがあるので、今回の参加はやめておく」と連絡があったのです。本人のための前向きの相談、取り組みが、学校と保護者の気持ちのすれ違いによって踏み出せなかったのは残念でなりません。連携で忘れてならないのは、「本人を中心に据える」ことです。本人によかれと思って、保護者や学校が考えたことであっても、お互いの方針のズレがでてくることは珍しいことではありません。そのズレは、どちらかが間違っているとか正しいとかいうものではないのです。

図4－1に連携支援の視点（田中、2010）を示します。[2] 保護者と学校、そして医療機関が連携していく際には、子どもを中心に据えることが第一ですが、保護者へのねぎらい、そして学校側をはじめ関係者へのポジティブな評価も大切な姿勢です。連携で行き詰まったときに、「相手はわかってくれない」と留まって

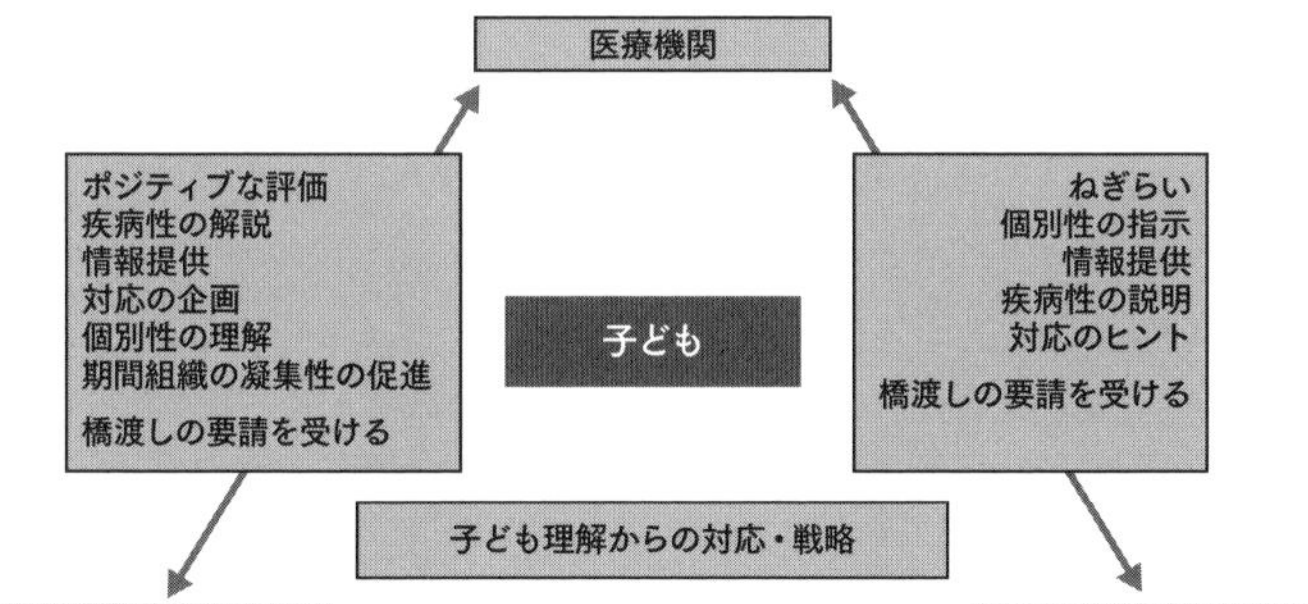

図 4-1
連携支援の視点
（田中　2010）

しまうより、ズレを認めたうえであらためて本人理解のための情報共有をすることと、そのためにはお互いの立場を尊重し合うようにしていきたいものです。

2 学校でできる支援

ＡＤＨＤへの心理社会的治療の中心は、保護者支援と学校との連携です。学校は、子どもが起きているあいだに最も長く過ごす場所であり、本人の自己実現のために必要な社会的欲求（集団での居場所感、存在感をもてる）の場ですから、そこでの成功体験につながるような連携は重要です。しかし、学校の教員から以下のような悩みを聞くことがあります。

- 「家庭では問題ない」と、学校でのトラブルを教員の指導上の問題だといわれる（トラブルをなくす相談をしたいのに）
- どこまで本人にやらせればよいのかがわかりづらい
- まわりの子どもの保護者から苦情がある

- 個別支援を「特別扱い」と周囲にいわれる、学級経営とのバランスが難しい
- 保護者とコミュニケーションをはかろうとしても、警戒される
- 他の教員間との共通理解が難しい

これらの悩みはおそらくどこの学校でも、どの教員でもおこり得ることでしょう。気になる子どもへの支援をしていきたいのに、保護者との関係、周囲の子どもやその保護者との関係、さらに教員同士の関係などに気を遣い、さらに学級経営や学習をはじめさまざまな指導も行わなければならないのですから、教員という仕事は大変です。

では、どうしたらよいのでしょうか。図4-2に学校でできる支援を示しました。支援における対応は3つの段階から成り立っています。まず子どもを理解すること、担任のみでできる配慮を行っていくこと、そしてマンパワーも導入して、個別の支援を行っていくことです。ですから、担任ひとりでの配慮を超えた支援が望ましいと思われる子どもに対しては、マンパワーが必要となってきます。

学校側と保護者とのズレがでてくるときには、保護者の希望と実際に学校で対応できる人員とのズレがあることが多いのはよく経験されることです。その場合、

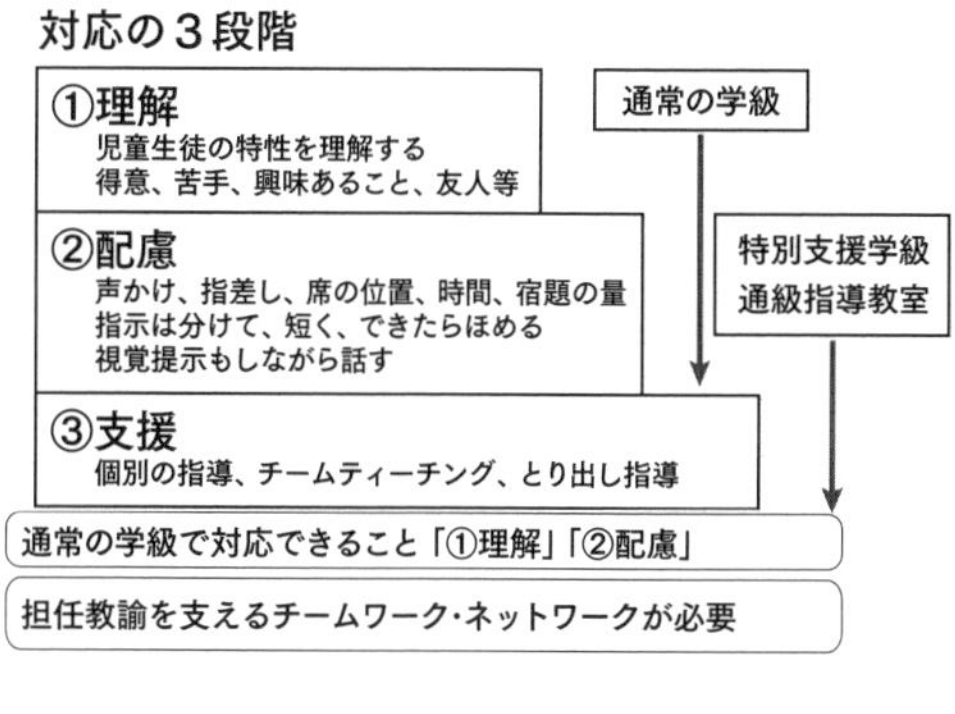
対応の３段階
①理解
児童生徒の特性を理解する
得意、苦手、興味あること、友人等
②配慮
声かけ、指差し、席の位置、時間、宿題の量
指示は分けて、短く、できたらほめる
視覚提示もしながら話す
③支援
個別の指導、チームティーチング、とり出し指導
通常の学級
特別支援学級
通級指導教室
通常の学級で対応できること「①理解」「②配慮」
担任教諭を支えるチームワーク・ネットワークが必要

図4-2 学校でできる支援

担任の負担が大きくなることは多く、学校全体で担任を支えるネットワーク、具体的には特別支援教育コーディネーターが十分に機能することが求められています。

中学校、高校になれば、ニーズのある生徒とかかわるのは複数の教員となりますので、少なくとも授業を担当する学年の教員みんなでの情報交換も必要となってきます。そして、複数の教員でかかわるときに大切なのは、本人理解とかかわり方をできるだけ統一しておくことです。一貫したかかわりによって子どもにルールが身についてくるのであり、認めてもらえる場だからこそがんばることができるのです。

表４－１に学校での支援の７原則（森、２００２）を示しました。[3] これらを教員間で共有していってください。ＡＤＨＤのある子どもは、じつは傷つきやすく、自信を失っています。同じ失敗をくりかえすため、反省していないとか、先生のいう通りにしないように思われがちですが、じつは振り返る力がある分、失敗体験が尾を引いていることも少なくありません。「あたたかさ」と「わかりやすさ」を教員が大切にすることで、学校が本人にとって安心できる居場所となり、周囲の理解もみられるようになってくるのです。

1. 頭ごなしに叱らない
2. ルール、指示、手順などをわかりやすく提示する
3. 達成可能な努力目標を決めて取り組ませる
4. ほめ方を工夫する
5. 自分をコントロールするテクニックを身につけさせる
6. 得意なことを生かし、自信をもたせる
7. 注意の持続時間などを配慮した課題を与える

＋

大人から、「あたたかさ」と「わかりやすさ」を与える

表 4-1
学校での ADHD 支援の 7 原則
（森、2002）

◆コラム

子どもの特徴とタイミングを考えた支援（Ｉ先生からのメッセージ）

私が、まだ特別支援学級の担任だった頃のことです。元気いっぱいで負けず嫌いのＧ君が入学してきました。なんでも一番になりたかったＧ君でしたが、勉強だけは苦手でした。彼が小学３年生になり、反抗的な言動が出始め集団行動が難しくなり、いやなことがあれば勝手に飛び出してしまうことをくりかえすようになりました。

その頃、Ｘ大学と連携しながら、新しく開設された特別支援教室で、数名の児童に対してＳＳＴを実施し始めていました。その内容を見て、彼にも効果があるのではないかと思いました。しかし、素直に参加するとは考えにくく、意欲的に学びたいという気持ちがないままにＳＳＴに参加させることは、かえって逆効果だと考えました。

そこで、日常の学校生活を「ネタ」にロールプレイをする姿を見学させれば、必ず反応してくるに違いないと考え、他の児童たちがＳＳＴをしているようすを同じ教室にいた彼の視界に入るようにしました。期待通り、我慢しきれずに自分の意見を後ろから言い始めました。

そこで、間髪を入れずに「じゃあお手本を見せて！」と前に連れ出し、「さすがー！」とほめ、演じることを楽しませ、役者として教員の相手役にスカウトすることに成功したのです。このときの得意げで生き生きとした彼の笑顔が忘れられません。

本人がやってみたいと思うことをタイミングよく与えることが大切であることを学んだできごとでした。子どもを理解し、子どもに寄り添いながら、いま、その子にできることを見つけ、できたことをともに喜び合い、子どもを伸ばすこと育てることをいまも心がけています。

さて、Ｉ先生が寄稿してくれたＧ君のエピソードは、これからの特別支援教育を進めていくために最も大切なことを教えてくれています。それは、「本人を理解する」ということです。それは、ＡＤＨＤの多動症状がどの程度であるというだけの理解ではなく、学校生活で困っていることは具体的にどのようなことか、学習面の取り組みと定着はどうか、友だち関係はどうか、そして得意なことは何か、好きなこと、興味のあることは何かを把握することです。

クラスに多くの子どもが在籍しているなかで一人ひとりのことを深く理解する

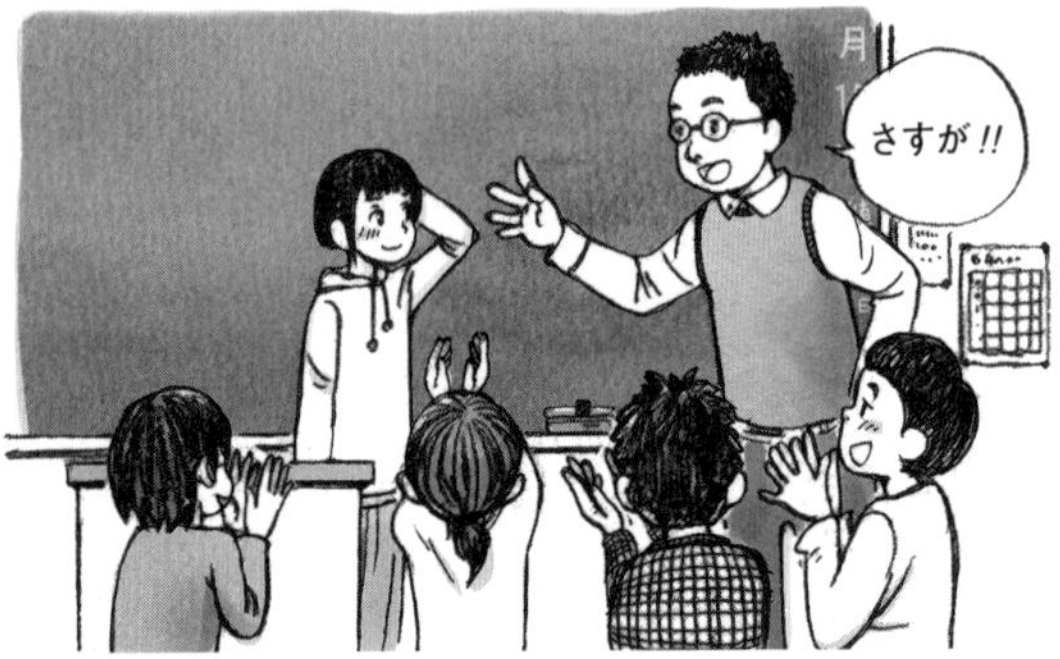

のは大変ですが、ニーズのある子どもについては、「なぜできないのか、しないのか。どうすればできるのか。本人はどうしたいのか」ということに加えて、「この子の好きなことはなんだろう、この子の輝くところはなんだろう」と興味をもってもらうことがサポートする上で重要です。ともかく、本人を中心に据えることからスタートしていってください。

そして、具体的には表４－２に示した「学校連絡シート」などで、「目標行動」に注目して、学校でのようすを記録するという方法があります。このシートは、ペアトレの「学校との連携」のセッションで用いているものですが、このように本人の課題を担任と保護者間で一度じっくり話し合い、記録することで、その後は「課題がよくわかりました」と担任が本人の困り感に沿ってかかわることが増えます。

子ども自身にとっても、やるべきことが明確になると同時に、担任の先生にほめられるという大きな達成感が得られるものです。そして、担任側にも大きな達成感が得られます。ぜひ、活用して一緒に喜んでいってください。なお、同様のものにＤＲＣ（デイリーレポートカード）というものがあり、これは「くるめＳＴＰ」のホームページからもダウンロード*できるようになっています（表４－３）。

＊ http://kurume-stp.org/index.html

表 4-2　学校連絡シートの例

サンプル

学校連絡シート

名前

〈長期ゴール〉（今学期／学年の目標となる行動課題）：

日付：　　月　　日　　曜日　　　◎できた　○少しはできた　△できなかった

目標行動	午前中	昼休み	午後
例：授業中に席に座っていられる	○		◎
例：友だちをちゃんと名前で呼ぶ	○	◎	△
例：当番の仕事をする		◎	◎

肯定形で書く

コメント：午後の算数の授業では座って集中して問題に取り組めていました。
お昼休みも給食当番もしっかりできて、●●君と楽しく遊べていました。

先生のサイン：

保護者のサイン：

プラスのコメントのみを記入する。（次の課題はまだ書かない）

日付：　　月　　日　　曜日　　　◎できた　○少しはできた　△できなかった

目標行動	午前中	昼休み	午後

コメント：

先生のサイン：

保護者のサイン：

表 4-3　DRC（デイリーレポートカード）

☆毎日の報告カード☆

名前：＿＿＿＿＿＿＿＿＿＿＿＿　　日付：＿＿＿＿＿＿

	授業／時間											
1	はい	いいえ	はい	いいえ	はい	いいえ	はい	いいえ	はい	いいえ	はい	いいえ
2	はい	いいえ	はい	いいえ	はい	いいえ	はい	いいえ	はい	いいえ	はい	いいえ
3	はい	いいえ	はい	いいえ	はい	いいえ	はい	いいえ	はい	いいえ	はい	いいえ
4	はい	いいえ	はい	いいえ	はい	いいえ	はい	いいえ	はい	いいえ	はい	いいえ
5	はい	いいえ	はい	いいえ	はい	いいえ	はい	いいえ	はい	いいえ	はい	いいえ
6	はい	いいえ	はい	いいえ	はい	いいえ	はい	いいえ	はい	いいえ	はい	いいえ
7	はい	いいえ	はい	いいえ	はい	いいえ	はい	いいえ	はい	いいえ	はい	いいえ
8	はい	いいえ	はい	いいえ	はい	いいえ	はい	いいえ	はい	いいえ	はい	いいえ

その他

1	はい	いいえ
2	はい	いいえ

「はい」の合計：＿＿＿＿　　「いいえ」の合計：＿＿＿＿　　「はい」のパーセンテージ：＿＿＿＿%

担任のサイン：＿＿＿＿＿＿

コメント：＿＿＿＿＿＿＿＿＿＿＿＿＿＿＿＿＿＿＿＿＿＿＿＿

☆毎日の連絡カード・週チャート☆

(Weekly Daily Report Card Chart)

	日曜日	月曜日	火曜日	水曜日	木曜日	金曜日	土曜日	1週間の合計
家での「はい」の数の合計								
家での「いいえ」の数の合計								
学校での「はい」の数の合計								
学校での「いいえ」の数の合計								
「はい」の数の合計								
「いいえ」の数の合計								

3 家庭でできる支援

家庭でできる支援にはどのようなものがあるでしょうか。まずはYさんが息子さんのことについて書いた手記をご紹介します。

◆コラム

ADHDの息子と歩んできた15年

高校3年の息子がADHDと診断されてから、15年経ちました。この15年は、家族として息子がかかわる方々に理解してもらうことと、サポート団体を運営している立場としてADHDの啓発ととりまく環境の改善のために、家族全員で過ごしてきました。

わが家は主人と私、発達障害について知りたいと進学した大学3年の娘、そして高校3年の息子の4人家族です。主人とじっくり話した覚えはありませんが、『親としていまできることをする』『家族で楽しく動くこと』『心のバリアフリー』という気持ちで生きてきたように思えます。

振り返ってみると、ドタバタジタバタしながら、なんでも当然のように家族で乗り越えてきました。診断の場面・通院、幼稚園・学校との面談や、私が運営する団体の行事にも、必ず主人も一緒にいました。娘も小学校１年のときから、病院へ一緒に連れて行きました。弟の一番の理解者として、娘には育ってもらいたかったという思いからです。この娘が６年生のときに、３年生の弟へ障害の告知をしてしまい、親の役目をあっという間に奪ってくれました。それも前向きに話してくれたため、本人は自分が失敗する謎がとけ、それ以降もポジティブに生活する基盤を娘が築いてくれました。姉弟力を感じた思い出の１つになっています。

家庭での支援の１つは、家族として、本人が障害のあることに甘えず、柔軟にサポートを受け入れることができたり、「これは自分でやれる」と判断できるような生きる力をもつ人間に育てること。２つ目は、彼とかかわる人とのコーディネートをすることではないではないかと思っています。それを上手にミックスするのが家族の力でしょうか。

幼児期には、幼稚園の先生、主治医、心理士の方、サポート団体の顧問の先生、幼なじみの両親から、愛される経験をたくさんもらいました。もちろん、彼の思いや考え方、受け取り方を理解してもらう努力を、感謝を込めながら、相手に伝えていく努力が家族には必要でした。「君には応援団がたくさんいるんだよ」と、本人にも、いろいろなできごとがある度に、自分の思いを否定されたように感じられてはいけないと、しつこいくらい伝えてきました。

娘が障害の告知をした直後に、私が運営する団体の定例会に彼を連れて行くと、会の顧問でペアレントトレーニングを指導してくださっているN先生を見た途端に、「N先生！　N先生は、ボクを応援してくれてる人だったんだね！」と先生に抱きついていました。怒られることも多いけど、認めてくれる人もいると思ってくれたのではないかと感じています。

小学校では、誰にでもわかりやすいルールや学習システム、いまでいうユニバーサルデザインをできるだけお願いしました。それでも高学年のときには、保健室でしばらくお世話になったこともありました。中学校でも、正論をいう彼と、思春期まっただなかの同級生とのトラブルはたくさんありました。高校でも、課題をため込みすぎたり、似たような特徴の同級生とうまくいかなかったり……。

順調にここまで来たわけではありませんが、最近話を聞いていると、自分や友人を分析して、経験を力にしているところもあるようです。薬とのつきあい方も、彼自身いろいろ考え、私に相談してきます。先日は、「今日はフォーマルな場所だから、(薬を)飲んでいくね」というので、私は爆笑してしまいました。すべて彼のなかの基準ですが、自分はあの場面ではテンションが上がるとか、この場所は落ち着きを必要とする等を、経験から判断していることに、少々驚きました。1つ1つ彼の言動を確認しながら、安心したり、次の課題となることを考えたり、いまだに模索中の日々です。

うまくいけば来春には、息子は進学のために家を離れます。これからの事を話し合う時間が増えるとともに、思い出話に広がることが多くあります。家族で、美術館やボウリング場によく行きました。『静かにしなければならない場所があること』『順番を守るとほめられること』を生活のなかで、あの手この手で社会の常識を教えました。

場所をわきまえず動き回る息子を美術館や図書館に連れて行ったときの事を本人に話すと、「苦労かけたね。ごめんなさい(笑)。でも、それがボクだから(笑)」という言葉が返ってきます。あまりにもスーパーポジティブであきれてしまいますが、私たちがどういう思いで生活してきたか、話せる時期がやっと来たようです。謝らせたくて話すわけではありませんが、楽しみながら家族でソーシャルスキルトレーニングをしていまがあることを、限られた時間のなかで伝えていけたらと思っています。
なんで私たちがこんなに苦しまなければならないのかと思ったときもありました。でも彼がいなかったら、私たちの生活も思考もこんなに広がらなかったと思うのです。彼が私たちの元に生まれてきてくれたことに、ありきたりですが心から『ありがとう』といえます。彼が私たちに与えてくれたカラフルライフを、私たち家族は大切にこれからも歩んでいけると思っています。

Ｙさんのコラムは多くのことを私たちに教えてくれます。いままで歩んできたカラフルライフには輝く色もあれば、悲しい色もあったことでしょう。しかし、「本人が生きる力をもつ人間になれるように育てる」「本人とかかわる人とのコーディネートをする」という家庭での支援で大切にされ続けていること、何よりも本人のすべてを受け止めている家族みんなの愛情が、「スーパーポジティブ」の彼を育てていったのでしょう。

表４－４を見てください。家庭でできる子どもへの支援に関するものとして文部科学省のホームページ「特別支援教育のあり方」の保護者用のところには、いくつかの保護者の役割がたくさん書かれています。

表 4-4　家庭でできる支援

1. 子どもの理解と保護者の心構え

(1) 子どもの気づきと理解

(2) 保護者の心構え

障害の受容など

(3) 子どもの心のケア

(4) 医療からの支援

2. 家庭での支援

(1) 子どもとのかかわり方

・愛情のメッセージを絶やさない

・子どもと保護者の信頼関係の樹立

・他の子どもの発達との違いを見極めること

・細かいことはあまり注意しないこと

(2) 生活面

(3) 行動面

(4) 学習面

3. 学校との連携

(1) 連携の方法

(2) 家庭での様子を伝える

(3) 学校での様子を知る

(4) 個別の教育支援教育と個別の指導計画

4. 学校外の支援

(1) 専門機関の利用

(2) 親の会、NPO の活用

（文部科学省「特別支援教育について」第5部保護者用から抜粋）

主なものをあげると、

- ●子どものつまずきへの気づきと理解
- ●特性に応じたかかわり
- ●生活面、行動面、学習面の支援
- ●学校との連携
- ●学校外の専門機関の利用

などがあります。これらの役割はＡＤＨＤのある子どもへの家庭での支援にも重なるものかと思いますが、「これだけがんばっているのに、まだがんばらないといけないのか」と感じる親、とくに母親は少なくありません。家庭で親が子どもを支援できるようになるには、まずその親自身が専門家の支援を受けやすい体制を作る必要があります。表４－４にあるように「愛情をもったメッセージを絶やさないように」と専門家にいわれたら、多くの母親は「自分の愛情が足りないからよくないんだ」と自分を責めてしまうでしょう。

本稿では、まず家庭での支援を行いやすくするために、専門家ができることから考えてみたいと思います。

ペアトレでのエピソードを紹介します。筆者がＵＣＬＡでペアトレに参加していたとき、インストラクターであるシンシアさんから「ペアトレは親が子どもの最大の治療者になるもの」と教えられました。しかし、「治療者になる」ということは何か厳しい訓練を受けるということではありません。「子どものほめるところが見つからない」「ほめることに抵抗がある」と参加当初迷っていた参加メンバーに対して、シンシアさんは親の迷う気持ちを否定することなく、親のちょっとしたがんばりやその子どものちょっとした成長に目を向けて、その大きな身体を揺らしながらほめることをくりかえしました。

シンシアさんの温かく、ユーモラスで、そして何よりも参加する親とその子どもへの愛情あふれるグループに参加し続けることで、泣いたり怒ったりしていた母親たちは、子どもの成長を感じさせるエピソードに気づき、笑顔で話してくれるようになっていきました。

このように、親が子どもの「小さな成長」を見つけられるようになり、それをグループで一緒に喜ぶことを通して、親自身も達成感を得て育児の自信を高めることが、ペアトレの最大の目標です。「指示が通るようになった」「(子どもが)自分でできることが増えた」という声もよく聞かれますが、「子どもの行動の意味がわかった」「子どもの気持ちもわかるようになった」と、子どもの行動や気持ちが理解できるようになる喜びをペアトレの参加者は語ってくれます。そして、

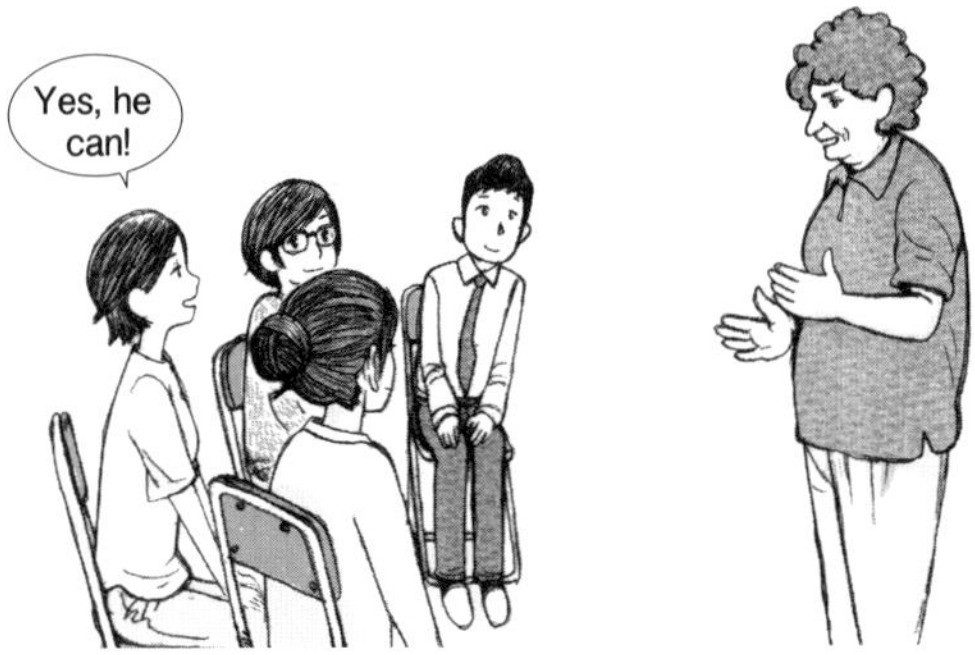

子どもが成長していく段階で、思春期の心の揺れや学校でのトラブルなどが生じたときも、「ペアトレで身につけたものがあるからなんとかなる」と子どもを信じてサポートできる方は、半年間のプログラムのなかで、「子どもの最大の理解者」となった方が多いようです。

ある父親のエピソードを紹介します。Ｈさんは夫婦でペアトレに参加してくれていました。エピソードからは、子どもとの楽しそうなかかわりが感じられるようになってきていたのですが、「これくらい自分でできてくれないと……」「何度言っても言われた通りにできない」と子どもの行動への焦りや怒り、自身のかかわりへの不安をよく口にされていました。

そんなとき、夏のキャンプ（発達障害のある子どもとその親対象）に父と子で参加し、筆者もスタッフとして参加していました。山登りなど日中のアクティビティのあいだ、Ｈさんは危ない方に向かいそうになる子、手や足が止まりそうになる子など、他の子どもたちに的確に声をかけながら、励まし、リーダー的な役割を果たしてくれました。

Ｈさんは夜のキャンプファイヤーで少し離れたところからわが子を見守りながら、隣にいた筆者に「よその子だと、その子の苦手なところが見えて、うまく声もかけられるのですが、自分の子どもは難しいですね」と苦笑し、「でも、私の息子もやろうとしてもうまくできないんですね。他の子どもたちを見ていて、彼にもよく似たところがあることがわかりました」と話してくれました。

このように、本来親は子どもの最大の理解者かつ支援者ですが、深い愛情がある「わが子」に期待しているからこそ冷静になれず、イライラしたり、悩んだりしてしまいがちです。そのイライラの背景にあるのは、「この子はいったい何を考えているのだろう」「これからどうなるんだろう」「やはり自分のかかわり方が悪いのではないか」という不安があります。

ですから、専門家は親が本来もつ子どもを思う力、養育する力を導き出せるように、「子ども理解」を親と一緒に進めていく必要があります。そのためには、一つひとつの行動をしっかりと理解できるようにしていくこと、子どもが達成しやすいような具体的方策を考えて実践すること、そして将来の見通しをつけられるような情報を提供していくことなどが大切です。

ここで、子どもがＡＤＨＤであると告知された親の心理状態をまわりの支援者が理解するために、障害受容の過程についてふれておきます。子どもの障害に対する親の受容過程には❶段階説「ショックや否認から、怒りや落ち込みの時期を経て段階的に受容していく」という考え、❷慢性悲哀説《まんせいひあい》「子どもの障害を知った悲しみは絶えることはなく、ライフサイクルのなかで再燃する。（ただし、病的な

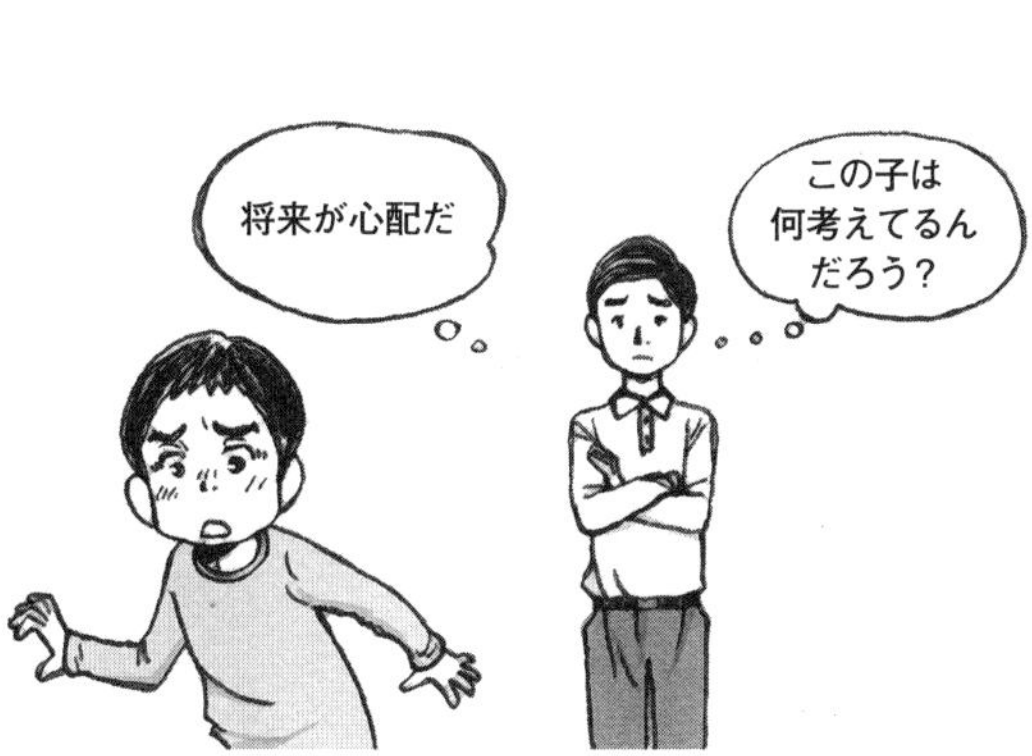

反応ではなく、正常な反応として専門家はとらえることが大切）」という考えがあります。

　この２つの考えは代表的なものですが、発達障害の受容過程は「見えづらい障害」であること、ライフサイクルのなかで不適応状態がスポット的に現れることがあることなどから、図４－３に示した中田（１９９５）の螺旋《らせん》説でとらえるとわかりやすいと思います。[5]

　すなわち、障害部分の否定と肯定のなかで揺れることをくりかえしつつ、時間経過によってその揺れは小さなものとなり、徐々に肯定、すなわち適応へと経過していくという考えです。そして、中田はその著書（２００２）のなかで、「親が子どもの障害をうけとめるのは、専門家が子どもの特性に応じた専門的なかかわりをしつつ、人として尊重して接してくれているときが多い」と、専門家のかかわり方の大切さを述べています。[6]

　また、ＡＤＨＤの場合は、告知されたときに「逆にほっとした」と親が感じることがあります。これは子どもに障害があることを知ってショックを受けつつ、これまでの大変な日々が本人のわがままや自分の養育の失敗が原因ではないことがわかった安心感、そしてこれからの方向性、取り組むことが具体化されるという期待などが影響しています。これらの複雑な親の心理状態を専門家が知っておくことは、家庭での支援を進めるうえで重要なことです。

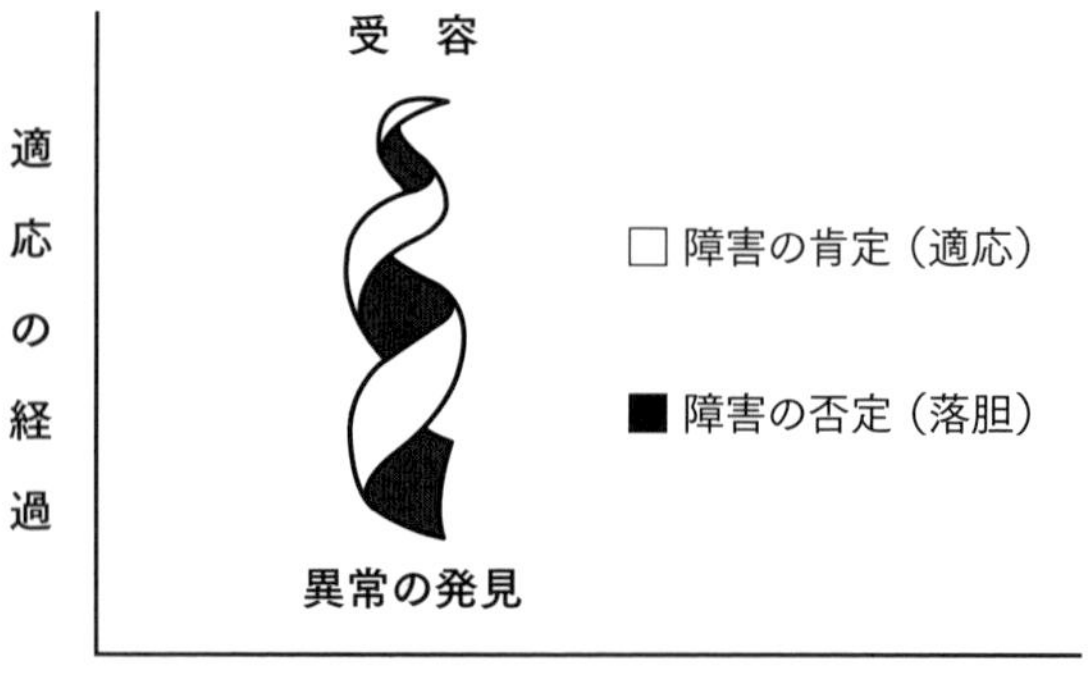

図 4-3
障害受容の螺旋説

では、１３７ページ表４－４に示した家庭での支援について詳しく見てみましょう。

「１．子どもの理解と保護者の心構え」では、つまずきの気づきと理解がまず家庭での支援のスタートとなります。なお、この時点で教員・保育士や学校園外の専門家は、障害の受容まで親に求めるのではなく、ねぎらいの気持ちで親と接しつつ、子どもとその親の生活上の困難をていねいに見ていくことが大切です。そのうえで、親は必要なときに医療に支援を求めたり、子どもの心理面のケアを行っていくことになります。

「２．家庭での支援」については、生活面や行動面では、88ページで紹介したペアトレなどを活用したかかわりや環境調整を子どもの特性に応じて行っていくことになります。子どもとの信頼関係の確立については、まずはできていることに目を向けてほめていくことから始めるようにしてみてください。他の子どもと比較しない、細かいことはあまり注意しすぎないことも大切です。もちろん、「叱ってはダメ」というわけではなく、３つの行動タイプ分け（91ページ表３－５）を参考にして、基本的なルールを作ったうえでダメなことはダメであることをきっぱり伝えるとともに、「どうすればよいのか」を具体的に伝えることが必要です。

生活面では事前の声かけ、日常生活のルーティン化（決まった流れで行うこと）、そしてできたことをすぐほめることが大切です。たとえば、毎朝忘れものがないかをチェックしたり、夕方宿題に取り組んでからゲームをするなどの流れを作っていくようにしてください。学習面でも小学校くらいまでは家庭でのサポート、具体的には親の見えるところで取り組ませて声かけしたり、苦手部分を教えたりすることが必要になってきます。中学など思春期になってきたら、宿題を親が見ることで余計にお互いにヒートアップしてしまうこともあるので、学習面では個別塾など外部の力を利用することも考えてください。ただし、Yさんのコラムにもあったように、大切なことは本人自身が自分の障害部分を理解して、柔軟にサポートを受け入れたり、自分でやれることは自分で努力していくように、「本人はどうしたいのか」ということを常に意識していくことです。

「3．学校との連携」については、「学校でできる支援」にも紹介した、「学校連絡シート」（１３０ページ）などが有用です。子どものできないことを叱ったり、家庭と学校とでのすれ違いを責め合ったりするより、「目標行動」を学校の先生と相談していけるような関係作りが大切になります。その場合、家庭でのようすを伝える、学校でのようすを聞く、見るというやりとりの機会をもつことから始めてください。次ページに保護者が学校との連携をスムーズにするためのアイディアを列挙します。

- 入学時に学校側に支援のお願いするときには、苦手なこと、得意・好きなことを具体的に伝える。また、「本人にどう説明しているのか」も必ず伝えておく
- 配慮を求めるときには、学習面と行動面のバランスよくお願いする
- 子どもの前では、先生の悪口を言わない
- 先生と会ったときには、「お世話になっています」から話を始める
- 他の保護者とのママネットワークを活用する（セーフティネット、情報収集）

これらの連携時の配慮は、困っている子どものために行うものです。

「4．学校外の支援」については、専門の相談機関の利用も大切ですが、普段の生活に直結する学童や放課後支援の場でも、本人を理解してもらってのかかわりが得られるような働きかけが重要です。また、本人が好きなスポーツや活動があれば、それを続けられるようなサポートもぜひ続けてあげてください。本人がモチベーションをもてることをがんばって、達成できて、ほめられるという充実感は成長の大きな糧となります。親の会や発達障害のＮＰＯについても、インターネットで調べたり学校の先生などに聞いて活用していくことを考えてみてくだ

さい。親のつながり、そして本人の安心できる場をもっておくことは大切です。

これらの家庭でできる支援は、家族にとって負担に見えるかもしれませんが、Ｙさん親子のコラムにあるように、子どもが「スーパーポジティブ」に成長していくこと、そして家族の生活が刺激的で楽しいことにつながるものです。子どもの成長を喜びながら、チャレンジしていってください。

4 支援で大切なこと

４月に年度替わりして、最初の診療場面でよく親から聞く「不安になった新しい担任の先生の言葉」を紹介します。

❶「ＡＤＨＤの子どもは以前担任したことがあるから任せてください」
❷「先入観なしで、子どもを見ていきたいと思います」
❸「大丈夫ですよ、いまのところトラブルはないですから」
❹「どうしてこんなことするのでしょうね。こんな子はじめてです」

さて、これらの言葉は親にどのように聞こえたのでしょうか。

❶は、「前のＡＤＨＤの子どもと同じように対応したらよいのだろう」ととらえられてしまうことがあります。「十人十色」、ＡＤＨＤのある子どもが10人いたら、10人とも異なる個性をもった子どもです。また、学年や学級の雰囲気によっても、ＡＤＨＤのある子どもとまわりの子どもの関係が変わってきたりします。前の子どもとのかかわりの経験を生かしつつ、目の前の子どもを見ていくことが大切です。

❷は、❶と相反するようですが、「去年の先生からの引き継ぎ内容は意識せず、自分は自分のやり方で見ていく」ととらえられることがあります。「ＡＤＨＤだからこのような行動をするんだな」という決めつけは避けるべきですが、前年度の先生の見立てと指導をきっちり引き継ぎつつ、子ども本人がかかわり方の違いに混乱しないように支援していくこと、すなわち、支援が途切れないようにしていくことは非常に大切です。

❸は、とてもよくある話です。支援で大切なことは、いま身につけること、この先身につけることという「短期・長期の目標行動」を設定して、それができるように連携していくことです。「～しない」も必要ですが、「～できる」が支援のキーワードです。

❹は、先生側が悪い意味でいっているつもりがなくても、「どうしてこの子は

こんなことをするのか」「やはりこの子のわがまま、私の子育ての失敗なのか」と悩んできた親、とくに母親からすると、責められているように感じてしまう言葉です。「でも、ちゃんと挨拶したり、しっかりしつけられていますね」「お母さん、よくこれまでがんばってきましたね」というねぎらいの言葉、「この子をしっかり理解していきたい」「一緒にがんばりましょう」という前向きになれる言葉を自然に発してくれる先生との出会いで、勇気づけられる親と子どもがいることを知っておくことも、支援を進めていくうえで大切なことでしょう。

以上まとめてみると、教員をはじめさまざまな専門家が親をリスペクト（尊重）する姿勢を保つこと、子どもの短期・長期の目標行動を一人ひとりの子どもの包括的なアセスメントにより設定すること、それらの目標行動達成に向けての取り組みと振り返りを行うこと、専門性を尊重し合う連携を途切れなく続けることが、支援で大切なこととなります。

そして、ＡＤＨＤのある子どものことを理解して、認めて、その子の素敵なところを見つけていき、伸ばしていくこと、さらにその子どもの成長から逆に元気をもらうことが支援の醍醐味ではないでしょうか。子どもが「自分らしさ」を認めて、輝いていくことを一緒に喜ぶことができるのは、親をふくめてその子の応援団の特権です。カラフルライフを楽しんでみてください。

おわりに

２０１３年、ＡＤＨＤをとりまく環境にはいくつかの大きなうねりがありました。１つ目は、国際診断基準ＤＳＭ－５の改訂です。「ＡＤＨＤは子どもだけのものではなく、（個人差が大きいものの）大人まで続くものである」ということが明確になったのです。治療としても、成人に使用できる薬物の選択肢が広がってきています。つまり、「注意欠如多動症」としての「症状」を軽減していく医学的治療が、心理社会的治療もふくめてさらなる発展をしていくことが期待されます。

２つ目は国連の「障害者権利条約」に批准することが、国会で決まったことです。障害のあるなしにかかわらず平等に暮らせるために、「合理的配慮」を受けることができる方向に国内法が舵をきることになります。この障害のなかには、発達障害、ＡＤＨＤもふくまれます。合理的配慮とは、「機会を平等に与える」という意味がありますので、小中学校はもちろん、高校においても、通常の学級で個々のニーズに応じた支援を受けられることが期待されます。就労においても、精神保健福祉手帳に相当する生活の困難を抱えるＡＤＨＤの場合は、障害枠での支援を受けられる就労を選択する人も増えてくることが予想されます。

しかし、これらの治療や支援の充実が重要なことはもちろんですが、何よりも大切なことは、「周囲が本人を理解する」ということです。日常生活で「できて当たり前」のことがスムーズにできない苦しさは本人でないとわからないものでしょう。また、その本人を理解して支援していこうとする親の大変さも、並大抵なものではありません。そして、生涯にわたるＡＤＨＤへの支援が取り組まれ始めているということは、大人に成長していく「ＡＤＨＤの子どもたち」が、「自立」していくことが求められているともいえます。そういった意味からも、「本人が自分自身を理解する」ということも大切です。

支援や治療の広がりのなかで、逆にＡＤＨＤがマイナスのレッテルであるかのような誤った理解に進まないように注意が必要です。周囲の人は「十人十色」ということをけっして忘れずに、目の前にいるＡＤＨＤのある子どもの行動をしっかり見るとともに、本人の思いを聴いてあげてください。「自分はＡＤＨＤかも」と思っている人は、自分の苦手を知るとともに、得意なことや好きなことを伸ばして、輝いていってください。まわりをハラハラ、ドキドキ、そしてときにはイライラさせることがあってもかまいません。あなたは「大器晩成」なのですから、そのままでいいのです。オンリーワンのあなたへ、ありがとう。

■ＡＤＨＤに関する支援団体・お役立ちホームページ

- ＮＰＯ法人 えじそんくらぶ　http://www.e-club.jp/
  ⇒地域の支部にもリンクしています
- ＡＤＨＤナビ　http://www.adhd-navi.net/
- ＡＤＨＤ.co.jp.　https://www.adhd.co.jp/
- 軽度発達障害フォーラム　http://www.mdd-forum.net/
- 国立特別支援教育総合研究所　http://www.nise.go.jp/cms/
- 発達障害情報・支援センター　http://www.rehab.go.jp/ddis/
- 障害者職業総合センター　http://www.nivr.jeed.or.jp/

■参考文献

《第1章》

1）星野仁彦（1992）学習障害・ＭＢＤの臨床、新興医学出版

2）上林靖子ら編（2003）注意欠陥／多動性障害 -ＡＤ／ＨＤ- の診断治療ガイドライン、じほう

3）Negoro H, Sawada M, Iida J, et al.（2010）Prefrontal dysfunction in attention-deficit / hyperactivity disorder as measured by near-infrared spectroscopy. Child Psychiatry and Human Development ; 41 (2) : 193-203

4）Sadock B J & Sadock V A (Eds.)（2008）Kaplan & Sadock's Synopsis of Psychiatry, 9th Edition.　井上令一・四宮滋子監訳「43 注意欠陥障害」カプラン臨床精神医学テキスト　第2版、メディカル・サイエンス・インターナショナル

5）Sonuga-Barke E, Bitsakou P, Thompson M,（2010）Beyond the dual pathway model : evidence for the dissociation of timing, inhibitory, and delay-related impairments in attention-deficit/hyperactivity disorder. Journal of the American Academy of Child & Adolescent Psychiatry ; 49 (4) : 345-355.

6）Biederman J, Faraone S, Milberger S, et al.（1996）Predictors of Persistence and Remission of ADHD into Adolescence: Results from a Four-Year Prospective Follow-up Study. J. Am. Acad. Child. Adolesc. Psychiat ; 35 (3) : 343-351

7）Kessler R C, et al.（2006）The American Journal of Psychiatry ; 163 (4) : 716-723

8）齊藤万比古（2005）「注意欠陥／多動性障害（ＡＤＨＤ）の診断・治療ガイドラインについて」、精神神経学雑誌、１０７巻　１６７-１７９

9）Barkley R A, Murphy K R, et al.（1996）Motor vehicle driving competencies and risks in teens and young adults with ADHD. Pediatrics ; 98 (6 Pt 1) :1089-1095

《第2章》

1）American Psychiatric Association（2013）Diagnostic and Statistical Manual of Mental Disorders : DSM-5.

2）杉山登志郎（２００７）子ども虐待という第四の発達障害（学研のヒューマンケアブックス）、学習研究社

3）上野一彦（２０１２）最新版　ＷＩＳＣ-Ⅳ、臨床心理学 12（５）：７３３-７３７

4）Mayes S D & Calhoun S L（2007）Wechsler Intelligence Scale for Children - Third and Fourth Edition : Predictors of academic achievement in children with attention-deficit / hyperactivity disorder, School Psycology Quarterly ; 22 (2) : 234-249

5）Mariani M A & Barkley R A（1997）Neuropsychological and academic functioning in preschool children with attention deficit hyperactivity disorder. Developmental Neuropsycology ; 13 (1) : 111-129

6）小山智典、立森久照、長田洋和他（２００３）「ＷＩＳＣ-Ⅲによる高機能広汎性発達障害と注意欠陥／多動性障害の認知プロフィールの比較」、精神医学 45（８）：８０９-８１５

7）今田里佳、小松伸一（２００９）「集団式注意機能検査におけるＡＤＨＤおよびＰＤＤの障害特徴の検討」、特殊教育学研究 47（２）：９１-１０１

8）岡村香織、小海宏之、寺嶋繁典（２０１０）「ＷＩＳＣ-Ⅲを用いた軽度発達障害児の神経心理学的アセスメント」、臨床精神医学 39（９）：１１０５-１１１１

9）辻井農亜、岡田章、佐藤篤、白川治（２０１０）「高機能広汎性発達障害児の認知機能と社会的コミュニケーション能力の障害との関連-ＡＤＨＤ児との比較-」、児童青年精神医学とその近接領域 51（５）：５２０-５２８

10）武田俊信（２０１３）「おとなのＡＤＨＤの心理学的評価」、精神科治療学 28（２）：１６３-１７０

11）Näätänen R（1990）The role of attention in auditory information processing as revealed by event-related potentials and other brain measures of cognitive function. Behavioral and Brain Sciences ; 13 (2) : 201-288

12）Jonkman L M, Kemner C, Verbaten M N ,et al.（1997）Event-related potentials and performance of

attention-deficit hyperactivity disorder: Children and normal controls in auditory and visual selective attention tasks. Biological Psychiatry ; 41 (5) : 595-611
13）Ito N, Iida J, Iwasaka H, et al.（2003）Study of Event-related potentials in Attention-deficit / hyperkinetic disorder. Japanese Journal of child and Adolescent Psychiatry ; 44 (supplement) : 101-111
14）Sawada M, Iida J, Ota T, et al.（2010）Effects of osmotic-release methylphenidate in attention-deficit/hyperactivity disorder as measured by event-related potentials. Psychiatry and Clinical Neurosciences ; 64 : 491-498
15）市川宏伸、田中康雄監修、坂本律訳（２００８）診断・対応のためのＡＤＨＤ評価スケール　ＡＤＨＤ－ＲＳ【ＤＳＭ準拠】、明石書店
16）Corkum P V & Siegel L S（1993）Is the continuous performance task a valuable research tool for use with children with Attention-deficit-hyperactivity disorder? Journal of Child Psychology and Psychiatry ; 34 (7) : 1217-1239
17）山田佐登留（２００６）「ＡＤＨＤのＣＰＴ検査」、齋藤万比古、渡部京太編、改訂版　注意欠陥／多動性障害−ＡＤ／ＨＤ−の診断・治療ガイドライン、じほう、58－60

《第３章》

1）American Academy of Child and Adolescent Psychiatry（2004）Guidelines Pocketcard: Attention Deficit / Hyperactivity Disorder Ver.2, International Guidelines Center
2）齊藤万比古（２０１６）注意欠如・多動症−ＡＤＨＤ−の診断・治療ガイドライン（第４版）、じほう、22
3）「合理的配慮環境整備検討ワーキンググループ報告（２０１２）」
http://www.mext.go.jp/b_menu/shingi/chukyo/chukyo3/046/houkoku/1316181.htm
4）井上雅彦（２００６）「ＡＤＨＤと環境調整」、そだちの科学　６号、62－66
5）Ｒ・バークレー著、海輪由香子訳（２０００）ＡＤＨＤのすべて、ＶＯＩＣＥ
6）ＡＤＨＤの診断・治療指針に関する研究会（２００８）「子どもの注意欠如・多動性障害（ＡＤＨＤ）の診断・

治療ガイドライン」、齋藤万比古、渡部京太編、第３版　注意欠如・多動性障害－ＡＤＨＤ－の診断・治療ガイドライン、じほう、１－27
7）American Psychiatric Assoiciation（2000）Diagnostic and Statistical Manual disorders, Fourth Edition, Text Revison (DSM-IV-TR).　高橋三郎、大野裕、染矢俊幸訳（２００４）ＤＳＭ－Ⅳ－ＴＲ　精神疾患の診断・統計マニュアル　新訂版、医学書院
8）American Psychiatric Assoiciation（2000）Diagnostic and Statistical Manual disorders, Fourth Edition, Text Revison (DSM-IV-TR).　高橋三郎、大野裕、染矢俊幸訳（２００４）ＤＳＭ－Ⅳ－ＴＲ　精神疾患の診断・統計マニュアル　新訂版、医学書院
9）American Academy of Child and Adolescent Psychiatry（2004）Guidelines Pocketcard: Attention Deficit / Hyperactivity Disorder Ver.2, International Guidelines Center
10）Ahmad Ghanizadeh（2011）Sensory Processing Problems in Children with ADHD. Korean Neuropsychiatric Association. Psychiatry Investig ; 8 : 89-94
11）Hanft, et al（2000）Toward a Consensus in Terminology in Sensory Integration Theory and Practice : Part 2 : Sensory Integration Patterns of Function and Dysfunction. American Occupational Therapy Association ; 23 (2)
12）Hilton C L, et al.（2010）Sensory responsiveness as a predicrtor of social sevverity in children with high functioning autism spectrum disordrs. Journal of Autism and Developmental Disorders ; 40 : (8) 937-945
13）Dunn W（1997）The impact of sensory processing abilities on the daily lives of young children and families : A conceptual model. Infants & Young Children ; 9 (4) : 23-35
14）Miller L, Lane S, et al（2005）Regulatory-sensory processing disorders in the children. In Greenspan S (Ed.). Interdisciplinary Council on Developmental and Learning Disorders (ICDL) Diagnostic manual or infancy and early childhood (ICDL-DMIC). Bethesda.MD : Interdisciplinary Council on Developmental and Learning Disorders.

15）ジョアンナ・アンダーソン著、小越千代子訳（２００４）自閉症とその関連症候群の子どもたち、協同医書出版
16）Watemberg N, et al.（2007）Developmental coordination disorder in children with attention-deficit-hyperactivity disorder and physical therapy intervention. Developmental Medicine and Child Neurology ; 49 (12) : 920-925
17）Iwanaga R, et al.（2006）Characteristics of the sensory-motor, verbal and cognitive abilities of preschool boys with attention deficit/hyperactivity disorder combined type. Psychiatry and Clinical Neurosciences ; 60 (1) : 37-45

《第４章》

１）田中康雄（２００１）ＡＤＨＤの明日に向かって、星和書店
２）田中康雄（２０１０）「ＡＤＨＤの心理社会的治療」、児童精神医学とその近接領域、51（２）：１２０－１３２
３）森孝一（２００２）ＡＤＨＤサポートガイド、明治図書
４）文部科学省ＨＰ　「特別支援教育について」第５部　保護者・本人用
http://www.mext.go.jp/a_menu/shotou/tokubetu/material/1298171.htm
５）中田洋二郎（１９９５）「親の障害の認識と受容に関する考察 ― 受容の段階説と慢性的悲哀」早稲田心理学年報、第27号、83－92
６）中田洋二郎（２００２）子どもの障害をどう受容するか、大月書店

シリーズ監修者

齊藤万比古（さいとう・かずひこ）

1979 年 7 月国立国府台病院児童精神科。2003 年 4 月国立精神・神経センター精神保健研究所児童・思春期精神保健部長。2006 年 5 月国立精神・神経センター国府台病院リハビリテーション部長。2010 年 4 月独立行政法人国立国際医療研究センター国府台病院精神科部門診療部長。2013 年 4 月母子愛育会総合母子保健センター愛育病院小児精神保健科部長。日本児童青年精神医学会理事長、日本精神神経学会代議員、日本思春期青年期精神医学会運営委員。

専門は児童思春期の精神医学。長年、不登校・ひきこもりに関する臨床と研究に取り組んでいる。

編著書に『ひきこもり・不登校から抜け出す！』（日東書院　2013)、『素行障害—診断と治療のガイドライン』（金剛出版　2013)、『子どもの心の診療シリーズ１～８』（中山書店　2008 ～ 2011)、監訳書に『児童青年精神医学大事典』（西村書店　2012）など多数。

市川宏伸（いちかわ・ひろのぶ）

東京大学大学院薬学研究科修士課程修了、北海道大学医学部卒業。東京医科歯科大学神経精神科を経て、1982 年より東京梅ヶ丘病院に勤務。1998 年より同病院副院長、2003 年より同病院院長となり、2010 年より東京都立小児総合医療センター顧問。日本児童青年精神医学会監事。専門は児童精神医学、発達障害。

編著書に『発達障害—早めの気づきとその対応』（中外医学社　2012)、『AD/HD のすべてがわかる本』（講談社　2006)、『広汎性発達障害の子どもと医療』（かもがわ出版　2004)、『子どもの心の病気がわかる本』（講談社　2004）など多数。

本城秀次（ほんじょう・しゅうじ）

名古屋大学医学部精神医学教室助手、名古屋大学教育学部助教授を経て、現在、名古屋大学発達心理精神科学教育研究センター児童精神医学分野教授。医学博士。日本児童青年精神医学会常務理事、日本乳幼児医学・心理学会理事長、愛知児童青年精神医学会理事長。

専門は児童・青年精神医学。とりわけ、登校拒否、家庭内暴力、あるいは、強迫性障害、摂食障害など、神経症的問題に対して臨床的、心理療法的研究をおこなっている。 著訳書に『今日の児童精神科治療』(金剛出版　1996)、『乳幼児精神医学入門』（みすず書房　2011)、『子どもの発達と情緒の障害』（監修 岩崎学術出版社　2009)、コフート『自己の治癒』『自己の修復』（みすず書房　1995）ほか多数。2018 年逝去。

●3章5執筆

宮崎瑠理子（みやざき・るりこ）

作業療法士。京都大学医療技術短期大学部、大阪府立大学大学院修士課程卒。大阪市の療育施設勤務、奈良教育大学特別支援教育研究センター相談員を経て、2007 年から 10 年間、奈良教育大学特別支援教育研究センターにて、SST や相談業務等に携わっていた。

●3章6執筆

宮崎義博（みやざき・よしひろ）

作業療法士。京都教育大学、京都大学医療技術短期大学部作業療法学科卒業。奈良県総合リハビリテーションセンター、奈良県障害者総合支援センター、ハートランドしぎさん子どもと大人の発達センターを経て、2020 年 4 月よりフリーランス。乳幼児健診、療育教室、園、小中学校の巡回訪問、就労支援など地域支援を行っている。著書は『発達障害のある子どもがいきいきと輝く「かかわり方」と「工夫」』（共著　幻冬舎　2021）

●3章6執筆

高畑脩平（たかはた・しゅうへい）

作業療法士。京都大学医学部保健学科作業療法学専攻卒。奈良教育大学大学院で特別支援教育を学ぶ。藍野大学医療保健学部作業療法学科講師。

●4章コラム執筆

今西満子（いまにし・みつこ）

佛教大学修了。1982 年より小学校教諭として、「子どもの瞳を輝かせる」をモットーに通常学級、特別支援学級を担任後、通級指導教室担当、奈良市教育委員会指導主事、奈良市立鳥見小学校校長、登美ヶ丘小学校校長、奈良教育大学客員准教授を歴任。特別支援教育士。臨床発達心理士。

●4章コラム執筆

吉野珠恵（よしの・たまえ）

2001 年、ADHD 児の家族やサポートをする学校・福祉・医療の関係者で構成する福島 ADHD の会『とーます！』（現在：発達障害支援の会『福島とーます！』）を発足させ、現在は顧問。研修会や講演で、理解啓発活動を行っている。

［著者紹介］

◉編著者

岩坂英巳（いわさか・ひでみ）

児童精神科医師。奈良県立医科大学卒業。同医大精神医学教室在籍中に米国カリフォルニア大学ロサンゼルス校（UCLA）児童精神科に留学し、ペアレントトレーニングやソーシャルスキルトレーニングを学ぶ。奈良教育大学特別支援教育研究センター教授を経て、信貴山病院ハートランドしぎさん子どもと大人の発達センター センター長。専門は発達障害への心理社会的治療の開発と実践。

著書に『AD / HDのペアレント・トレーニングガイドブック―家庭と医療機関・学校をつなぐ架け橋』（共著　じほう　2004）『親と医師、教師が語るADHDの子育て・医療・教育』（共著　クリエイツかもがわ　2002）『注意欠陥／多動性障害－AD/HD－の診断・治療ガイドライン』（編著　じほう　2003）などがある。2021年11月逝去。

●1章2、2章4、3章3執筆

根來秀樹（ねごろ・ひでき）

児童精神科医。一般財団法人信貴山病院ハートランドしぎさん副院長、こどものこころ診療センター長。元奈良教育大学教育学部障害児医学分野教授（執筆当時）。1994年奈良県立医科大学卒業。1994年奈良県立医科大学卒業。同大学精神医学教室に入局し、民間病院を経て、同大学精神医学教室助教、学内講師を歴任。その間米国カリフォルニア大学ロサンゼルス校（UCLA）児童精神科へ留学、2009年から奈良教育大学、2021年より現職。著書に『お母さんのための児童精神医学』（日本評論社　2010）などがある。

●2章2、3章4執筆

大西貴子（おおにし・たかこ）

社会医療法人弘道会なにわ生野病院心療内科。臨床心理士。奈良県立医科大学附属病院精神科、奈良教育大学学校教育講座（障害児心理学分野）、神戸教育短期大学こども学科准教授を経て医療現場に戻り2022年より現職。NPO法人コドモオフィス代表理事。

●3章5執筆

植村里香（うえむら・さとか）

公認心理師。奈良教育大学特別支援教育研究センターにて2007年から2013年まで勤務。退職後は公的機関に勤務し、子どもたちのために、安心＆安全な生活の保障とこころの居場所づくりに日々邁進中。

■組版　GALLAP
■装幀　根本真路
■装幀画　祖敷大輔
■本文デザイン　飯塚文子
■本文挿絵　宮尾和孝

子どものこころの発達を知るシリーズ ④
ADHD の子どもたち

2014 年　6 月 30 日　第 1 刷発行
2024 年 11 月 20 日　第 3 刷発行

監修者　齊藤万比古 ＋ 市川宏伸 ＋ 本城秀次
編著者　岩坂英巳
発行者　坂上美樹
発行所　合同出版株式会社
東京都小金井市関野町 1-6-10
郵便番号　184-0001
電話 042（401）2930 ／ FAX 042（401）2931
振替 00180-9-65422
ホームページ　http://www.godo-shuppan.co.jp/
印刷・製本　新灯印刷株式会社

■刊行図書リストを無料進呈いたします。
■落丁・乱丁の際はお取り換えいたします。

ISBN978-4-7726-1147-3　NDC 370　210 × 148